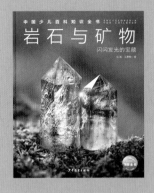

中国少儿百科知识全书
岩石与矿物
闪闪发光的宝藏

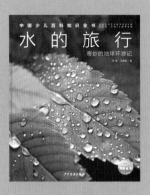

中国少儿百科知识全书
水的旅行
奇妙的地球环游记

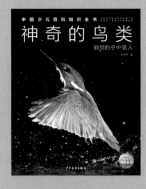

中国少儿百科知识全书
神奇的鸟类
翱翔的空中猎人

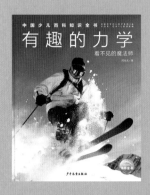

中国少儿百科知识全书
有趣的力学
看不见的魔法师

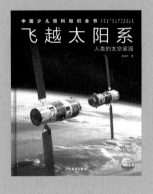

中国少儿百科知识全书
飞越太阳系
人类的太空家园

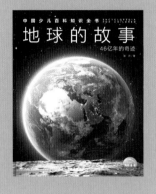

中国少儿百科知识全书
地球的故事
46亿年的奇迹

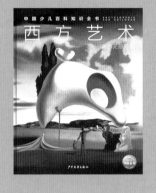

中国少儿百科知识全书
西方艺术

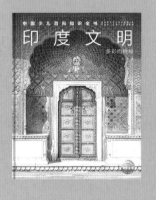

中国少儿百科知识全书
印度文明
多彩而神秘

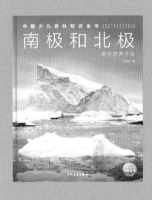

中国少儿百科知识全书
南极和北极
相约世界尽头

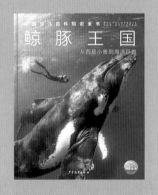

中国少儿百科知识全书
鲸豚王国
从四足小兽到海洋巨兽

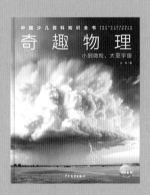

中国少儿百科知识全书
奇趣物理
小到微粒，大至宇宙

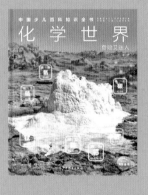

中国少儿百科知识全书
化学世界
危险又迷人

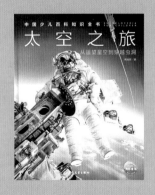

中国少儿百科知识全书
太空之旅
从遥望星空到穿越虫洞

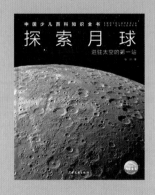

中国少儿百科知识全书
探索月球
进驻太空的第一站

U0338650

中国少儿百科知识全书 精装典藏本
ENCYCLOPEDIA FOR CHILDREN
精彩内容持续更新，敬请期待

ENCYCLOPEDIA FOR CHILDREN

中国少儿百科知识全书

神奇的人脑

探索心智之谜

顾凡及 / 著

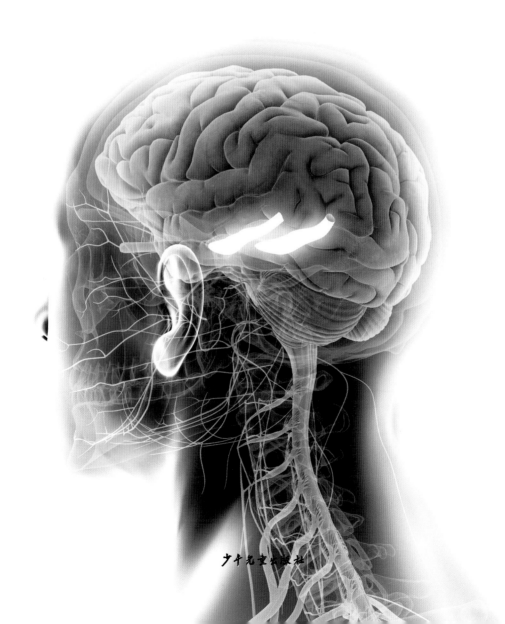

少年儿童出版社

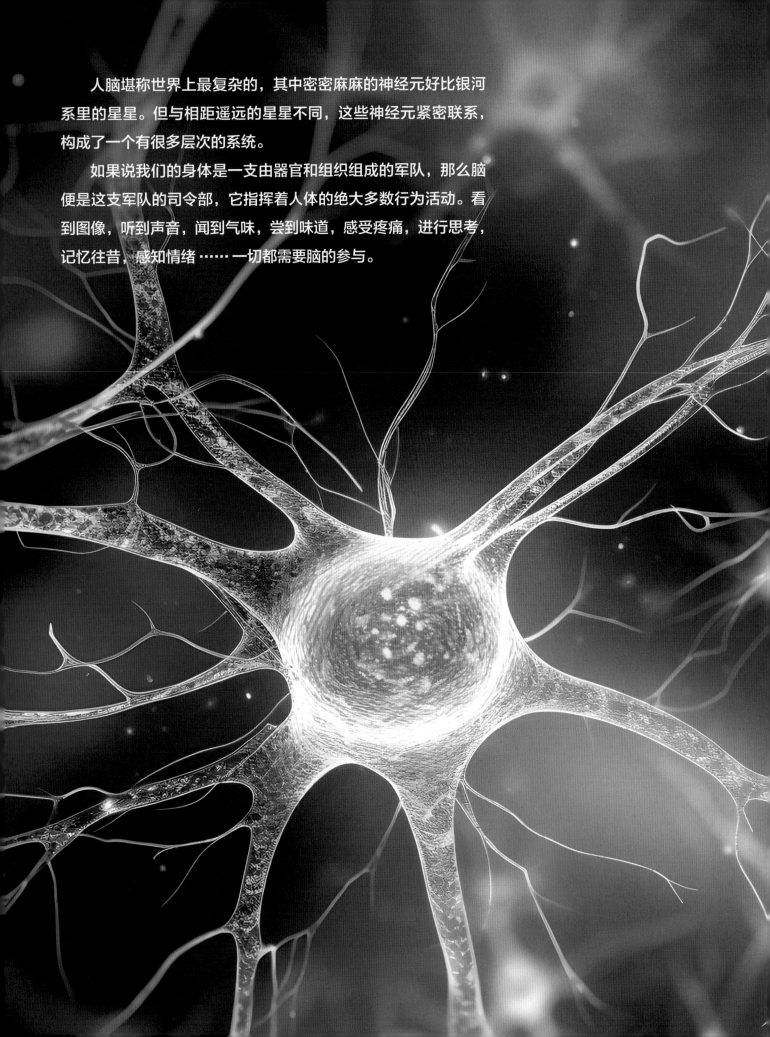

人脑堪称世界上最复杂的，其中密密麻麻的神经元好比银河系里的星星。但与相距遥远的星星不同，这些神经元紧密联系，构成了一个有很多层次的系统。

如果说我们的身体是一支由器官和组织组成的军队，那么脑便是这支军队的司令部，它指挥着人体的绝大多数行为活动。看到图像，听到声音，闻到气味，尝到味道，感受疼痛，进行思考，记忆往昔，感知情绪……一切都需要脑的参与。

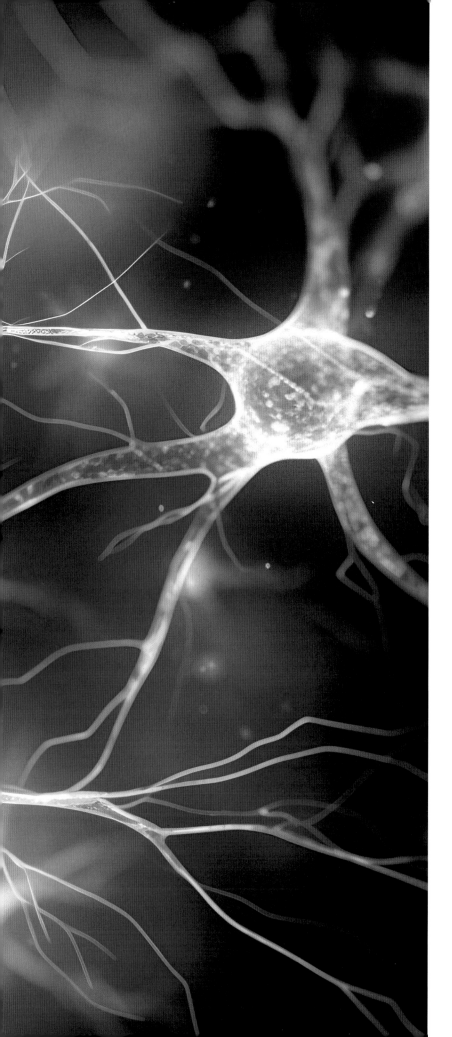

中国少儿百科知识全书
ENCYCLOPEDIA FOR CHILDREN

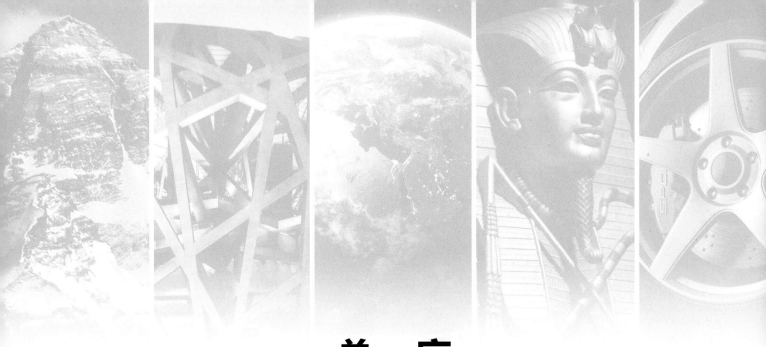

总　序

科技是第一生产力，人才是第一资源，创新是第一动力，这三个"第一"至关重要，但第一中的第一是人才。千秋基业，人才为先，没有人才，科技和创新皆无从谈起。不过，人才的培养并非一日之功，需要大环境，下大功夫。国民素质是人才培养的土壤，是国家的软实力，提高全民科学素质既是当务之急，也是长远大计。

国家全力实施《全民科学素质行动规划纲要（2021—2035年）》，乃是提高全民科学素质的重要举措。目的是激励青少年树立投身建设世界科技强国的远大志向，为加快建设科技强国夯实人才基础。

科学既庄严神圣、高深莫测，又丰富多彩、其乐无穷。科学是认识世界、改造世界的钥匙，是创新的源动力，是社会文明程度的集中体现；学科学、懂科学、用科学、爱科学，是人生的高尚追求；科学精神、科学家精神，是人类世界的精神支柱，是科学进步的不竭动力。

孩子是祖国的希望，是民族的未来。人人都经历过孩童时期，每位有成就的人几乎都在童年时初露锋芒，童年是人生的起点，起点影响着终点。

培养人才要从孩子抓起。孩子们既需要健康的体魄，又需要聪明的头脑；既需要物质滋润，也需要精神营养。书籍是智慧的宝库、知识的海洋，是人类最宝贵的精神财富。给孩子最好的礼物，不是糖果，不是玩具，应是他们喜欢的书籍、画卷和模型。读万卷书，行万里路，能扩大孩子的眼界，激发他们的好奇心和想象力。兴趣是智慧的催生剂，实践是增长才干的必由之路。人非生而知之，而是学而知之，在学中玩，在玩中学，把自由、快乐、感知、思考、模仿、创造融为一体。养成良好的读书习惯、学习习惯，有理想，有抱负，对一个人的成长至关重要。

为孩子着想是成人的责任，是社会的责任。海豚传媒

与少年儿童出版社是国内实力强、水平高的儿童图书创作与出版单位，有着出色的成就和丰富的积累，是中国童书行业的领军企业。他们始终心怀少年儿童，以关心少年儿童健康成长、培养祖国未来的栋梁为己任。如今，他们又强强联合，邀请十余位权威专家组成编委会，百余位国内顶级科学家组成作者团队，数十位高校教授担任科学顾问，携手拟定篇目、遴选素材，打造出一套"中国少儿百科知识全书"。这套书从儿童视角出发，立足中国，放眼世界，紧跟时代，力求成为一套深受 7 ~ 14 岁中国乃至全球少年儿童喜爱的原创少儿百科知识大系，为少年儿童提供高质量、全方位的知识启蒙读物，搭建科学的金字塔，帮助孩子形成科学的世界观，实现科学精神的传承与赓续，为中华民族的伟大复兴培养新时代的栋梁之材。

"中国少儿百科知识全书"涵盖了空间科学、生命科学、人文科学、材料科学、工程技术、信息科学六大领域，按主题分为120册，可谓知识大全！从浩瀚宇宙到微观粒子，从开天辟地到现代社会，人从何处来？又往哪里去？聪明的猴子、忠诚的狗、美丽的花草、辽阔的山川原野，生态、环境、资源，水、土、气、能、物，声、光、热、力、电……这套书包罗万象，面面俱到，淋漓尽致地展现着多彩的科学世界、灿烂的科技文明、科学家的不凡魅力。它论之有物，看之有趣，听之有理，思之有获，是迄今为止出版的一套系统、全面的原创儿童科普图书。读这套书，你会览尽科学之真、人文之善、艺术之美；读这套书，你会体悟万物皆有道，自然最和谐！

我相信，这次"中国少儿百科知识全书"的创作与出版，必将重新定义少儿百科，定会对原创少儿图书的传播产生深远影响。祝愿"中国少儿百科知识全书"名满华夏大地，滋养一代又一代的中国少年儿童！

中国科学院院士
火山地质与第四纪地质学家　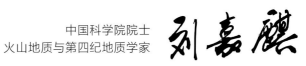

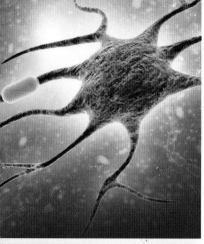

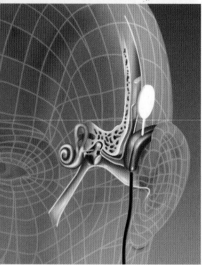

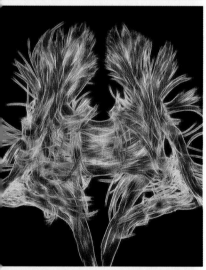

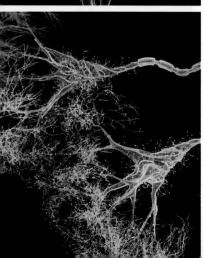

目　录

认识人脑

　　如果说我们的身体像一支由细胞组成的军队，那么脑便是这支军队的司令部，指挥着人体的一切行为活动。

感觉和知觉

　　我们是如何看到图像、听到声音、闻到气味、尝到味道，以及感受到疼痛的呢？其实身体所有感觉的产生都需要脑的参与。

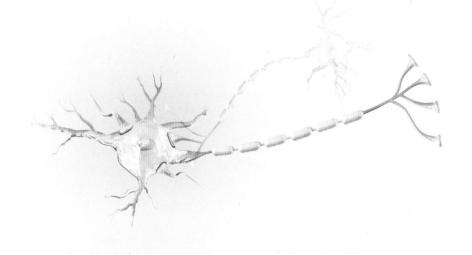

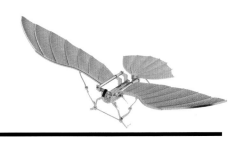

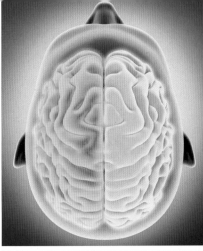

心智种种

心智，包括记忆、情绪、注意、意识、智能等，它们都是脑科学研究的对象。

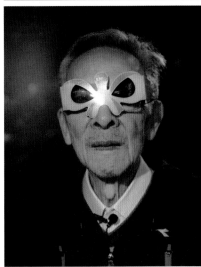

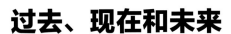

过去、现在和未来

只有总结过去，才能明白现在所处的位置；只有明白现在，才能规划将来。

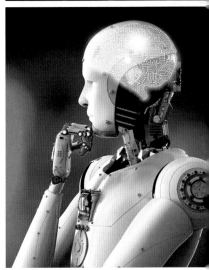

附　录

揭秘更多精彩！

奇趣AI动画

走进"中百小课堂"
开启线上学习

让知识动起来！

扫一扫，获取精彩内容

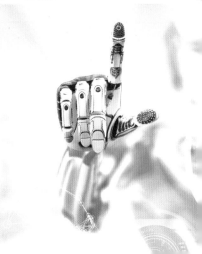

复杂的人脑

　　世界上最复杂的东西就是我们的脑。人脑中有数百亿至上千亿个神经元（也就是神经细胞），其数量堪比银河系里的恒星数。而且神经元周围还有数量为其10倍以上的神经胶质细胞。绝大多数的恒星相距遥远，彼此之间的作用很弱，但脑里的神经元是紧密联系的，构成一个有很多层次的系统。

> 　　笼统来看，人脑的层次由大到小依次为社会层次、整个神经系统层次、全脑层次、特异性神经系统层次、神经回路层次、细胞层次、突触层次、生物大分子层次等，上一层次由下一层次的部件构成。

社会层次

　　人脑的正常发育离不开社会交往，也就是脑与脑之间的相互作用。从小由狼哺育长大的"狼孩"，即使回到人类社会很多年，他的智力水平也只停留在幼儿阶段。

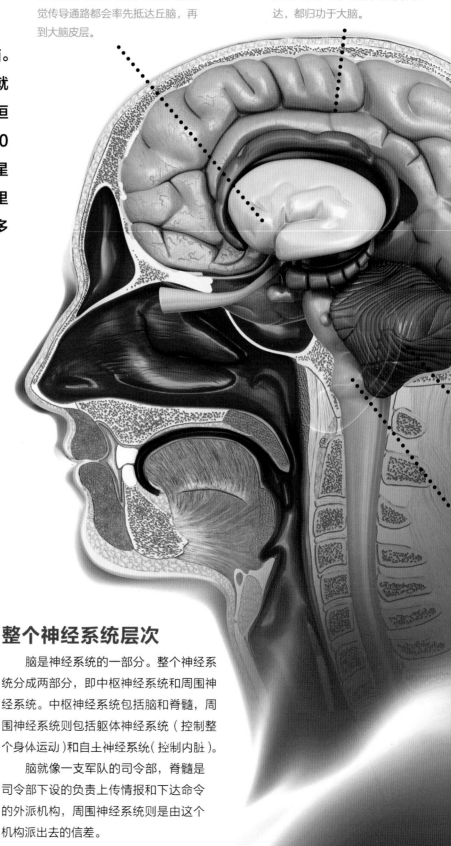

丘脑
丘脑位于间脑内，和大脑皮层有着复杂的双向联系。绝大多数感觉传导通路都会率先抵达丘脑，再到大脑皮层。

大脑
大脑分为左右两半，我们之所以可以学习、记忆、思考和表达，都归功于大脑。

整个神经系统层次

中枢神经系统　脑　脊髓

神经

周围神经系统　神经节

整个神经系统层次

　　脑是神经系统的一部分。整个神经系统分成两部分，即中枢神经系统和周围神经系统。中枢神经系统包括脑和脊髓，周围神经系统则包括躯体神经系统（控制整个身体运动）和自主神经系统（控制内脏）。

　　脑就像一支军队的司令部，脊髓是司令部下设的负责上传情报和下达命令的外派机构，周围神经系统则是由这个机构派出去的信差。

全脑层次

我们常把脑和大脑混为一谈，其实大脑只是脑的一部分。除了大脑两半球之外，脑中还有小脑、间脑、中脑、脑桥、延髓等部分。最后三部分合称脑干，脑干像一棵树的树干那样托起大脑的两半球。

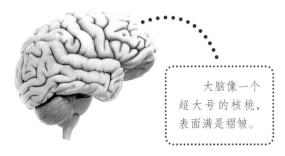

大脑像一个超大号的核桃，表面满是褶皱。

特异性神经系统层次

脑是由许多不同的、各有其特异性的系统构成的，如视觉系统、听觉系统、运动控制系统、情绪系统等。

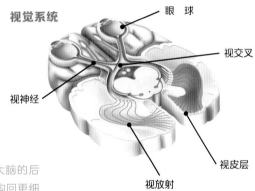

视觉系统

眼 球
视交叉
视神经
视皮层
视放射

小 脑

小脑位于大脑的后下方，表面的沟回更细密。小脑协助加工运动信号，让我们的动作准确而协调。

脑 干

脑干和大脑、小脑及脊髓都有连接。脑干虽然小巧，却是心跳、呼吸、血压等攸关生命的基本功能的调节中枢。

神经回路层次

脑的每个系统都由许多神经回路构成。其实，神经回路与特定系统（如视觉系统）之间还有很多层次，只是现在科学家还讲不太清楚。

细胞层次

每个神经回路都由许多神经元构成。

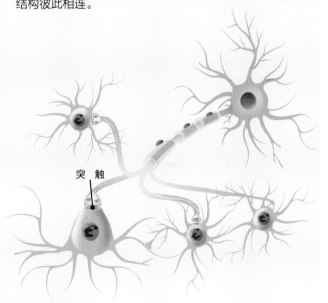

髓 鞘
胞 体
轴 突
树 突
轴突末稍

突触层次

神经元和神经元之间，往往通过称为突触的连接结构彼此相连。

突 触

💡 **知识加油站**

成人的脑大约只占体重的2%，但它消耗了全身所需的20%的能量。

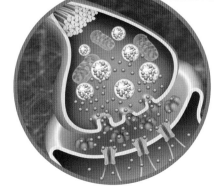

生物大分子层次

突触后膜上有许多由蛋白质形成的通道。上一个神经元释放的化学物质可以通过这种通道，传递给下一个神经元，脑主要就是这样进行信息传递的。

大脑的两半球

大脑中间有一条很深的沟，我们称之为纵裂，纵裂把大脑分成了左右两半球。纵裂底部的横向神经纤维束——胼胝体中，有2亿多根神经纤维，它们使大脑的两半球互相交换信息，让两半球有了统一的意志。

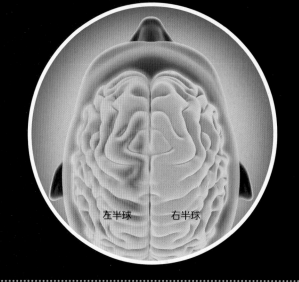

左半球　　　右半球

连接两个半球

早在古罗马时期，人们就已经发现大脑的两个半球通过一大束纤维相联系。由于这束纤维比较硬，人们就把它称为胼胝体。当时人们以为大脑很柔嫩，所以需要被坚硬的胼胝体托起。在医学上，为了治疗顽固的癫痫，防止癫痫从大脑的一侧扩散到另一侧，医生有时不得不切断患者的胼胝体，我们称这类患者为"裂脑人"。

胼胝体（蓝色部分）

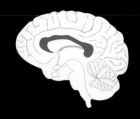
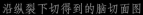
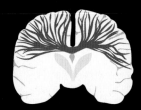

沿纵裂下切得到的脑切面图　　　沿水平面方向横断脑得到的脑切面图

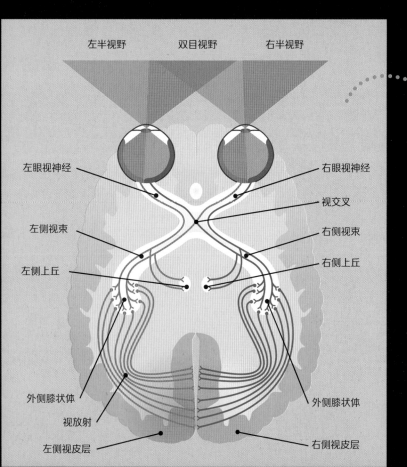

左半视野　　双目视野　　右半视野

左眼视神经　　　　　　　　　　　　右眼视神经

视交叉

左侧视束　　　　　　　　　　　　　右侧视束

左侧上丘　　　　　　　　　　　　　右侧上丘

外侧膝状体　　　　　　　　　　　　外侧膝状体

视放射

左侧视皮层　　　　　　　　　　　　右侧视皮层

视觉信号沿着视神经离开眼球后，在视交叉处，来自鼻侧的视神经穿到对侧，结果右半视野的信息会被传入左脑，左半视野的信息也会被传入右脑。视觉信息到达外侧膝状体，在这里被进一步处理，并通过视放射传递到初级视皮层。

裂脑猫实验

20世纪50年代，美国神经心理学家罗杰·斯佩里通过实验发现，在把猫的胼胝体和视交叉都切断后，用眼罩把猫的一只眼睛遮住，对它进行训练，让它学会打开面前分别画有"o"和"+"的两扇门中的一扇，以获取藏在门后面的食物。然后用眼罩遮住猫的另一只眼睛，再让它去开门找食物。结果这只猫就好像从来没有接受过训练似的，一切都得从头学起。这是为什么呢？

这是因为大脑的左半球只接受来自每只眼睛右侧视野的刺激，而右半球只接受来自每只眼睛左侧视野的刺激。如果视交叉被切断，那么每个半球都只能接收到同侧眼睛发来的信息；如果视交叉和胼胝体都被切断，那么两个半球将无法互相交流信息，一个半球学会了的事，另一个半球却全然不知。

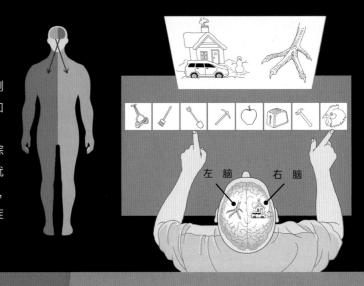

裂脑人的敌手综合征

我们知道，大脑的右半球控制左侧身体，左半球控制右侧身体，而胼胝体沟通大脑的两半球，使它们不能各行其是。如果胼胝体被切断，两半球失去了联系，会发生什么呢？

癫痫患者在被切断胼胝体后，不久便会表现出一种敌手综合征。比如，一只手解开了纽扣，另一只手却又扣上了它，就像金庸武侠小说《射雕英雄传》里的"老顽童"周伯通一样，可以"左手画方，右手画圆"，甚至"双手互搏"。不过这种症状通常只在刚动完手术后的一小段时间里出现。

左脑 vs 右脑

研究裂脑患者的美国神经科学家迈克尔·加扎尼加通过一系列实验发现，大脑的左右两半球（即左脑和右脑）各有所长。

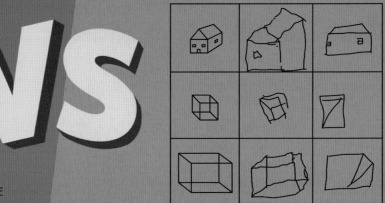

左脑：我"能说会道"！

加扎尼加让裂脑患者注视屏幕正中的一个光点，光点的一侧或两侧会突然闪现图片。图片出现的时间只有100毫秒，短到患者来不及转移视线。随后，患者需要口头回答自己看到了什么，或用手指出关联的图片。

如右上图所示，左半视野的雪景信息传输到右脑，右脑控制左手，于是左手选了与雪景相关的雪铲；右半视野的鸡爪信息传输到左脑，左脑控制右手，于是右手选了与鸡爪相关的鸡头。

加扎尼加询问这样选择的原因。患者控制语言的左脑开动起来，但左脑只接收到鸡爪信息（可以解释为什么右手选鸡头），对右脑接收的雪景信息一无所知。令人惊奇的是，患者居然说，他之所以左手选雪铲，是想要用它来为鸡打扫鸡舍！

看来，左脑不仅"会说话"，还是一个"解释者"，试图为自己的行为做一个看似合理的解释，虽然它很有可能与事实相悖。

右脑：我更擅长空间关系！

加扎尼加让裂脑患者照着示例（右上图左列）画图形，右脑控制的左手很容易就做到了（中列），而左脑控制的右手却做不好（右列）。

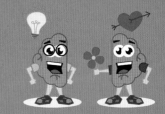

左脑注重细节，右脑在乎整体

实验者让两位刚由于中风而分别导致右脑和左脑受损的患者观看图形，然后凭回忆画下所见。图 ❶ 是原图形，图 ❷ 为右脑损伤患者所画，图 ❸ 则是左脑损伤患者所画，很明显，左脑完好的患者在细节上做得更好，右脑完好的患者则把握住了整体。

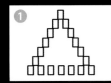

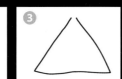

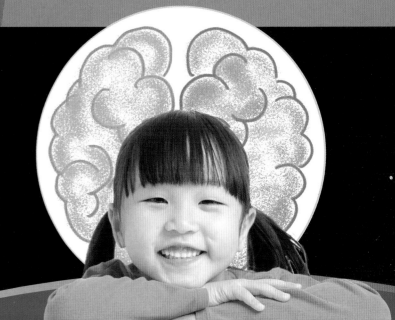

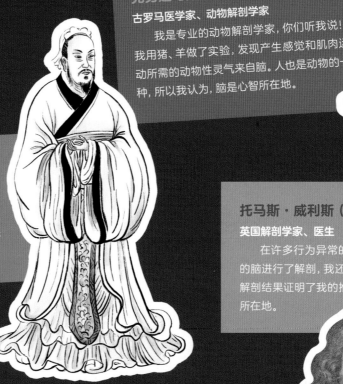

心智所在地

在英国剧作家、诗人莎士比亚的戏剧作品《威尼斯商人》中，巴萨尼奥问道："告诉我爱情生长在何方？是在脑海里，还是在心房？"事实上，关于这个问题，人们争论了很久，一直到 400 多年前，才最终达成共识。现在我们都知道，大脑皮层是心灵所在地。这里的心灵，在科学上被称为心智。

心智所在大论辩

当我们思考问题时，我们用的是脑还是心呢？各个时代的思想家、科学家齐聚一堂，展开了一场心智所在大论辩。

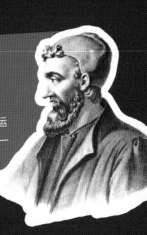

克劳迪乌斯·盖伦（约129—200）
古罗马医学家、动物解剖学家

我是专业的动物解剖学家，你们听我说！我用猪、羊做了实验，发现产生感觉和肌肉运动所需的动物性灵气来自脑。人也是动物的一种，所以我认为，脑是心智所在地。

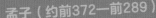

孟子（约前372—前289）
中国战国时期的思想家、政治家、教育家

我是孟轲，大家都叫我孟子。我认为，心之官则思。作为人体的一个器官，心的作用就是进行思考。因为心能够思考，所以它不容易被外物所诱惑、蒙蔽。

托马斯·威利斯（1621—1675）
英国解剖学家、医生

在许多行为异常的患者去世后，我对他们的脑进行了解剖，我还解剖过各种动物的脑。解剖结果证明了我的推论：大脑皮层才是心智所在地。

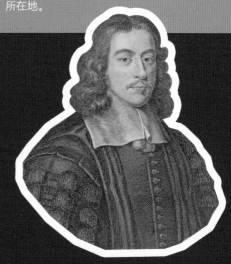

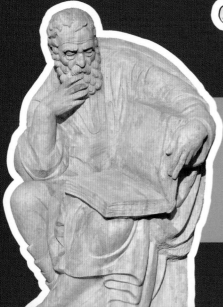

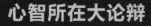

亚里士多德（前384—前322）
古希腊哲学家

我也是这么想的！人一激动，心跳就会加快，脑却看不出有什么变化。而且，心脏处于躯体中心，脑却偏于一端。所以，我同意，心是心智所在地。

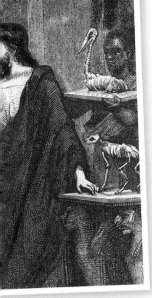

盖伦进行解剖演示。

盖伦的实验

古罗马的克劳迪乌斯·盖伦是一位为角斗士疗伤的医生，他研究了大量脑损伤患者的病例，还在为角斗士治疗的过程中研究人体结构。他是最早用实验验证了"脑才是心智所在地"观点的科学家之一。

当时的很多人坚持"心是心智所在地"，盖伦用猪做实验，要求这些人握住猪的心脏，让其停止跳动，但是猪仍能呜咽发声。盖伦又让他们用手压住猪脑的某些部位，猪立即停止了嚎叫，甚至失去意识，而人们一旦把手拿开，猪就复苏了。

知识加油站

虽然盖伦借助实验验证了脑才是心智所在地，但他依然没有改变大众的想法。这种影响至今还体现在我们的语言中。比如，我们说心智、心灵和内心，而不说脑智、脑灵和内脑。

威利斯的解剖实验

17世纪，托马斯·威利斯追踪智力低下或行为异常的患者，在患者去世后，威利斯进行了尸检，发现他们的脑都有异常。

威利斯还对各种动物进行解剖。他观察到，人类的大脑表面有很多褶皱，鸟类和鱼类的大脑表面则平坦而均匀，几乎没什么褶皱。他认为，这可以解释为什么人类有高超的智力，而鸟类和鱼类的理解、学习能力较差。威利斯的解剖实验有力证明了大脑皮层才是心智所在地。

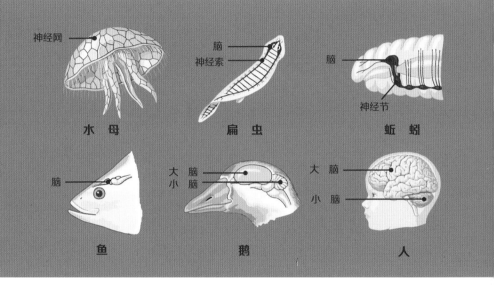

神经网　水母
脑　神经索　扁虫
脑　神经节　蚯蚓
脑　鱼
大脑　小脑　鹅
大脑　小脑　人

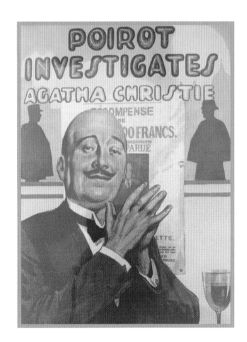

思考者：大脑皮层

在英国推理小说家阿加莎·克里斯蒂的故事里，大侦探波洛有一句口头禅："我的朋友，动动你那小小的灰色细胞。"凭借这些神奇的"灰色细胞"，爱思考的波洛屡破奇案。这些"灰色细胞"到底是什么呢？显然，它们是脑细胞。尽管脑细胞也是一种细胞，但它的胞体上长有许多突起，其形状与其他细胞很不一样。因为在解剖标本中这些细胞的胞体呈暗灰色，人们将这些神经元胞体的集合体称为灰质。大脑皮层就是灰质层，覆盖在我们大脑半球表面。大脑皮层下面富集有髓神经纤维，它们在解剖标本中呈白色，所以被称为白质。

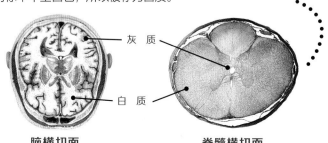

灰质
白质
脑横切面　　　脊髓横切面

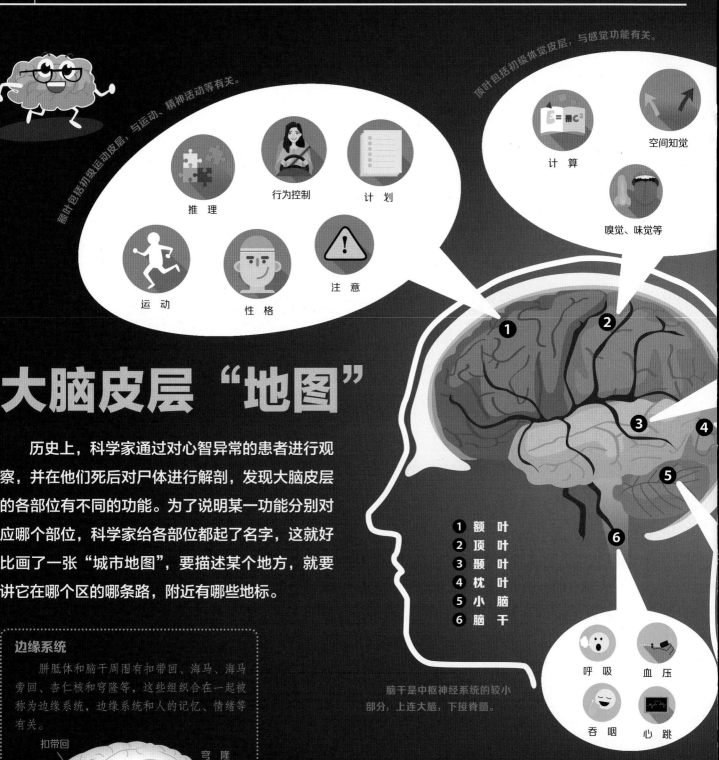

额叶包括初级运动皮层，与运动、精神活动等有关。

顶叶包括初级体觉皮层，与感觉功能有关。

推 理　　行为控制　　计 划

运 动　　性 格　　注 意

计 算　　空间知觉

嗅觉、味觉等

大脑皮层"地图"

历史上，科学家通过对心智异常的患者进行观察，并在他们死后对尸体进行解剖，发现大脑皮层的各部位有不同的功能。为了说明某一功能分别对应哪个部位，科学家给各部位都起了名字，这就好比画了一张"城市地图"，要描述某个地方，就要讲它在哪个区的哪条路，附近有哪些地标。

① 额 叶
② 顶 叶
③ 颞 叶
④ 枕 叶
⑤ 小 脑
⑥ 脑 干

呼 吸　　血 压

吞 咽　　心 跳

脑干是中枢神经系统的较小部分，上连大脑，下接脊髓。

边缘系统

胼胝体和脑干周围有扣带回、海马、海马旁回、杏仁核和穹隆等，这些组织合在一起被称为边缘系统，边缘系统和人的记忆、情绪等有关。

扣带回　　穹 隆

杏仁核

海马旁回　　海 马

大脑的"分区地图"

在大脑皮层这张"城市地图"上，科学家把隆起的部分称为回，把凹陷的部分称为沟，又把特别深的沟称为裂（如纵裂、外侧裂）。

这些沟或裂把大脑皮层分成了一些区——脑叶，如额叶、顶叶、枕叶、颞叶。除了这些从外面就能看得见的脑叶，还有的脑叶埋藏在脑裂内部，如外侧裂深部的岛叶。

大脑的"功能地图"

布罗卡区: 主管"说出口"

最初发现皮层的各部位在功能上有所不同的, 是19世纪中叶的法国医生皮埃尔·保罗·布罗卡, 他收治了一位不会说话却听得懂别人说什么的坏疽患者。这位患者去世后, 布罗卡在对其进行尸检时发现, 患者左额叶的后下方有一处严重损伤。后来, 布罗卡又在十几例不会说话的患者身上发现了同样的情况, 他们的左半球都有一处脑损伤。为了纪念布罗卡, 后来人们把这区域称为布罗卡区。

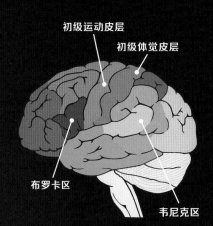

初级运动皮层
初级体觉皮层
布罗卡区
韦尼克区

韦尼克区: 主管"听明白"和"说明白"

19世纪70年代, 德国医生卡尔·韦尼克遇到了另一种言语障碍患者, 他们虽然能说话, 但语言混乱, 也听不懂别人说什么。通过尸检结果, 韦尼克发现, 他们的颞叶后上方有一区域受到了损伤。后来这区域被称为韦尼克区。看来, 布罗卡区主管言语表达, 韦尼克区则主管言语理解。事实上, 和言语活动有关的不止这两个区域, 完整的言语功能需要好几个脑区协同工作。

颞叶与听觉功能、视觉识别有关。

言语理解

听 觉

视觉识别

情 绪

记 忆

枕叶主要与视觉功能有关。

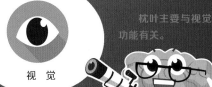

视 觉

初级运动皮层和初级体觉皮层

20世纪中叶, 为了确定癫痫的病灶所在, 加拿大医生怀尔德·彭菲尔德在手术前用微小的电极刺激患者大脑皮层的各处, 发现当初级运动皮层的某个位置受到刺激时, 患者躯体的相应部位就会运动。

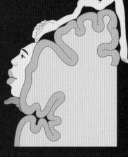
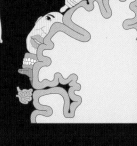

当彭菲尔德刺激患者初级体觉皮层的某个位置时, 患者感到身体的某一部位似乎受到了触摸。如果把由刺激引起的感官部位画在初级体觉皮层的边上, 就形成了一个倒立的小人, 只是这个小人是畸形的, 其感觉敏锐的部位(如手和嘴唇), 比躯体、四肢大得多。初级运动皮层也可以画出类似的小人。

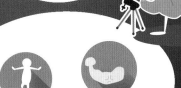

平 衡

精细肌肉控制

小脑负责协调肌肉活动。

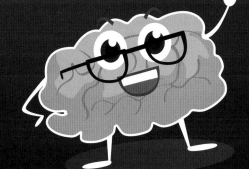

知识加油站

如今, 医生和科学家通过各种脑成像技术, 就能观察隐藏在头骨下的人脑。核磁共振仪可以用来检查患者的脑部病变位置; 功能性核磁共振仪甚至能检测出人们进行某种心理活动时, 脑中哪些部位活动发生了变化。

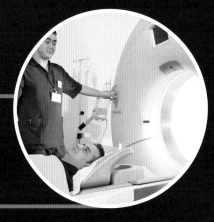

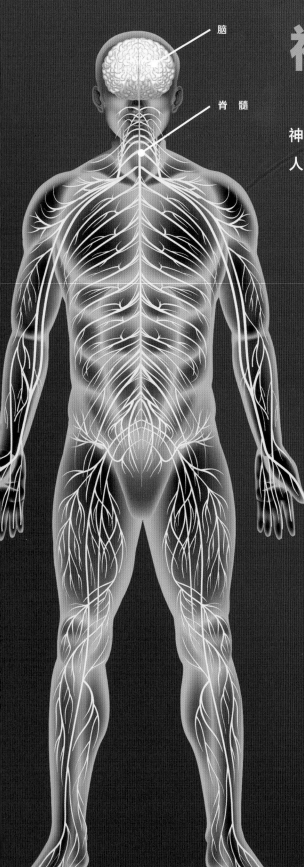

脑

脊 髓

神经元学说

人们曾经以为，我们之所以有心智，是因为人脑中有一种神秘的"精气"。它就像某种流体，可以流到全身各处，从而使人动起来。神经系统就像这种四通八达的"管道"。

为神经元染色

19 世纪 30 年代末，科学家通过显微镜观察到，无论是动物还是植物，都由一个个细胞构成。但对于脑是否也由细胞构成，他们还没有达成共识，这主要因为脑部神经元的形状和其他细胞的形状有很大的不同。神经元的细胞体上延伸出大量细枝，这些细枝在科学上被称作神经纤维。

要想在显微镜下看清生物标本，人们需要先对标本进行染色。但是当时还没有一种染色方法可以给整个神经元染上颜色。1872 年，意大利医生卡米洛·高尔基无意中找到了一种染色方法，可以把少数神经元从胞体到最细的细枝都染上颜色，神秘的神经元这才露出了真容。

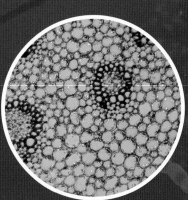

显微镜下的植物细胞

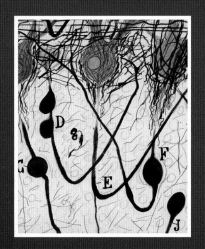

拉蒙-卡哈尔的研究奠定了神经元学说的基础，他也因此被尊称为"神经科学之父"。

神经元学说

如果高尔基不固守成见，并对这一课题深入研究下去，他也许能得出"神经系统由一个个相对独立的神经元构成"的结论，不致错失奠定当代神经科学基础的机会。当然，那时所用的显微镜分辨率低，看不清不同神经元相邻处是否有间隙分开也是一个原因。抓住机会的是西班牙医生圣地亚哥·拉蒙－卡哈尔。

在高尔基发明染色法 15 年之后，拉蒙－卡哈尔学习并改进了他的染色方法，在随后 25 年内染出了许多脑区的组织，并得出结论：不同的细胞之间是彼此分开的；神经系统和其他生物组织一样，也是由一个个彼此相对独立的细胞构成。

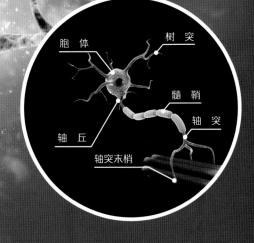

神经元的结构

神经元的形状十分多样，但绝大多数神经元在结构上存在一些共性。以运动神经元为例，从胞体向周围发出神经纤维，一些像树枝一样分叉，叫作树突，树突和胞体都能接收来自其他地方的刺激；还有一根长长的神经纤维，叫作轴突，它一直到末端才分出许多细枝，即轴突末梢，神经元经由这些末梢向其他组织传送信号。所以神经元传送信号是单向的，树突或胞体是接受来自前面神经元的输入的地方，这些输入在轴丘处整合起来，发放神经脉冲通过轴突输出。

高尔基与拉蒙－卡哈尔之争

归功于拉蒙－卡哈尔的专业研究以及其他科学家的大量工作，神经元学说终于成为共识。高尔基仍然固执己见，在 1906 年为他和拉蒙－卡哈尔颁发的诺贝尔奖典礼上，他依然为神经网学说辩护，并大肆攻击神经元学说。这一争论直到 20 世纪 50 年代才落下帷幕。

得益于电子显微镜的发明，人们终于看到：一个神经元所发出的神经纤维，确实是和其他神经元分开的，两者间存在着很小的空隙。神经元学说大获全胜。不过后来的科学家发现，也有某些神经元和其他神经元之间的空隙非常小，以至于两个神经元之间可以通过将两者连在一起的微小通道来交换物质并直接传递电信号。所以，神经网学说也并非一无是处。

形形色色的神经元

神经元的形态多种多样，但都有突起，因此神经元被分为两部分，即胞体和突起。

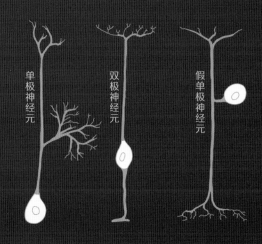

单极神经元　双极神经元　假单极神经元

多极神经元

运动神经元　　锥体细胞　　浦肯野细胞

信号的传导与传递

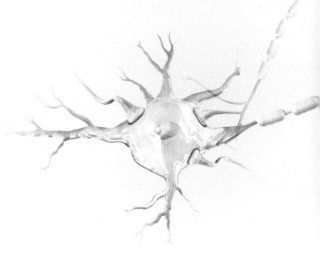

　　大名鼎鼎的法国哲学家笛卡儿认为，外界物体在视网膜上成像后，"精气"通过视神经，流到居于脑中央的松果体，再经神经流入肌肉，驱使肌肉收缩，产生动作。在显微镜被发明后，人们观察视神经的剖面，才发现它并没有中空的管道。那么，由神经传导的究竟是什么呢？

死蛙运动

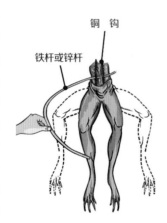

铜钩

铁杆或锌杆

　　18 世纪末的一个暴风雨天，意大利医生路易吉·加尔瓦尼和助手正在进行青蛙的解剖实验，他们无意间发现，解剖刀碰到分离出来的青蛙坐骨神经时，蛙腿会发生收缩。他们尝试用电刺激，蛙腿收缩得更明显了。加尔瓦尼进一步实验，将铜钩压入青蛙的脊髓，并将蛙腿挂在铁栏杆上。打雷时，蛙腿又动了起来！

　　后来，加尔瓦尼发现，即使没有打雷，用弯曲的铁杆或锌杆的一端接触铜钩，另一端触碰蛙腿，蛙腿也会收缩。但如果连接铜钩和蛙腿的是铜杆或非金属，蛙腿不会收缩。

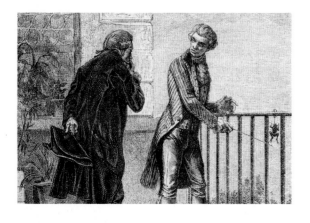

蛙腿论战

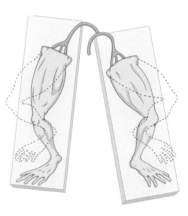

　　加尔瓦尼由此提出假设，认为脑分泌的"电液"通过神经，传到肌肉，从而使肌肉收缩。不过当时的另一位科学家伏打提出，加尔瓦尼的发现只能说明两种不同的金属接触会产生电，而不能说明神经本身能产生电。为了捍卫自己的假设，加尔瓦尼用一只青蛙的神经断面去接触青蛙腿部神经，结果青蛙腿部的肌肉也收缩了。这有力地证明神经本身也能产生电，由神经传导的是电信号，而不是什么神秘莫测的"精气"。

神经电脉冲：在神经纤维上传送信息

　　随着电流记录技术的进步，当神经纤维受到足够大的刺激时，科学家可以记录到上面有神经冲动（科学上称为动作电位）传导。神经冲动的幅度不会在传导的过程中越变越小，而是始终维持原本的大小，并且它和刺激的大小变化无关。和这个刺激大小有关的是相继发放的神经冲动的疏密。

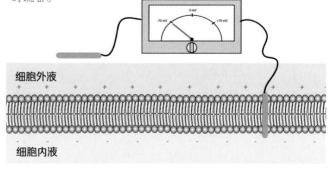

细胞外液

细胞内液

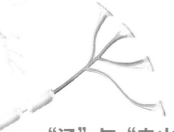

"汤"与"电火花"之争

神经元之间是如何通信的? 人们曾以为, 既然神经的轴突上传导的是电脉冲, 我们的动作又那么快, 神经元之间一定也是通过电信号传递信息的。这被称为电火花学说。不过到了 19 世纪末 20 世纪初, 有人开始怀疑, 是否存在一种可能, 神经元通过分泌化学物质, 对其后面的组织起作用? 这被称为汤学说。在奥地利格拉茨大学任教的科学家奥托·勒维就主张汤学说, 他用一种非常简单的方法证实了神经能够释放化学物质。后来这种物质被称为神经递质。

由于第二颗蛙心的神经没有受到电刺激, 所以合理的解释只能是: 第一颗蛙心的神经在受到刺激后释放了某种化学物质, 这种化学物质经由任氏液传递给第二颗蛙心, 并使它的跳动也减缓了。

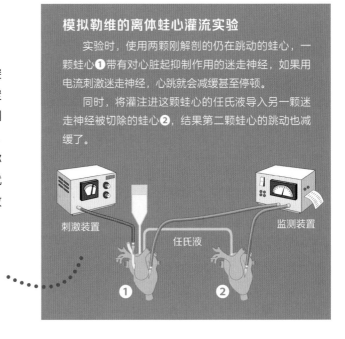

模拟勒维的离体蛙心灌流实验

实验时, 使用两颗刚解剖的仍在跳动的蛙心, 一颗蛙心❶带有对心脏起抑制作用的迷走神经, 如果用电流刺激迷走神经, 心跳就会减缓甚至停顿。

同时, 将灌注进这颗蛙心的任氏液导入另一颗迷走神经被切除的蛙心❷, 结果第二颗蛙心的跳动也减缓了。

刺激装置　任氏液　监测装置

❶　　❷

化学突触和电突触

在高等动物的脑中, 绝大多数突触都是化学性的, 前一个神经元神经末梢的细胞膜里有许多突触囊泡, 当有神经冲动传来时, 囊泡中的神经递质会被释放到突触间隙中, 再与后一个神经元细胞膜上的受体(一种特殊蛋白质)结合, 把信息传过去。这种突触叫作化学突触。还有少数突触的前后膜间隙比化学突触间隙要窄许多, 前后两个神经元的细胞膜上有一些通道相连, 电信号就可以直接实现传递, 这样的突触叫作电突触。由此可见, 电火花学说也并非全无道理。

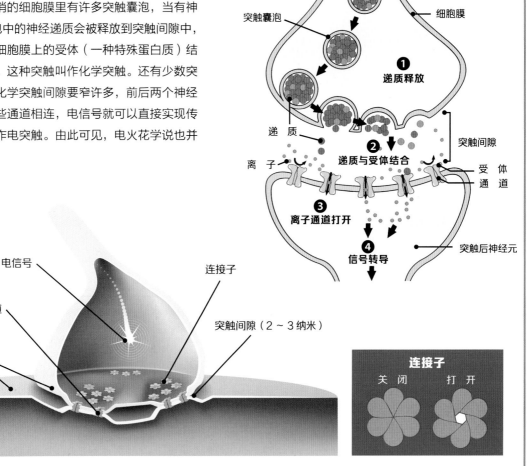

化学突触

突触前神经元

细胞膜

突触囊泡

❶
递质释放

递 质

离 子

❷
递质与受体结合

突触间隙

受 体

通 道

❸
离子通道打开

突触后神经元

❹
信号转导

电突触

电信号

连接子

通 道

突触间隙 (2 ~ 3 纳米)

细胞膜

连接子

关闭　　打开

神奇的眼睛

"为什么眼睛那么小，但是看到的世界却那么大？"
提出这个问题的人误以为我们所看到的，就是落在我
们眼球底部视网膜上的像。其实，真正使我们看到外
部世界的是我们的脑。脑把
视网膜和其他感官传来的
信息，与脑内存储的知识
整合在一起，形成了我们
的视知觉。

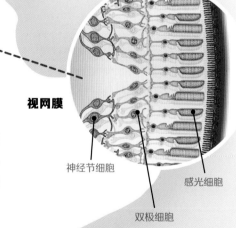

视神经

外侧膝状体

眼 睛

角 膜
虹 膜
睫状肌
脉络膜
视网膜
巩 膜
中央凹
玻璃体
瞳 孔
晶状体
房 水
视神经
视神经乳头

视网膜

神经节细胞
感光细胞
双极细胞

对眼睛的误解

　　有人说，眼睛像一台照相机。这种说法有合理的地方，因为眼睛的光学系统和
照相机存在类似之处：瞳孔好比快门，晶状体就像透镜。但是，视网膜与底片、显
示屏截然不同。首先，视网膜不是平面，而是近似于球面；其次，它不是只有一层
的薄膜，而是复杂的多层组织。视网膜会对射进来的光信号进行初步处理。

视网膜的结构

　　简单来讲，视网膜有3个细胞层：最外层的感光细胞紧贴视网膜壁，
在那里，光信号被转换成为电信号，然后电信号经双极细胞，传到神经节
细胞。神经节细胞的轴突汇聚在一起，从视神经乳头穿出眼球，构成视神经。
视神经乳头处汇聚了视神经和血管，没有地方可以容纳感光细胞，也就是
此处的光信号不能被转换成电信号并传到脑，所以，物体的影像落在此
处不会引起视觉，这就是盲点。神奇的是，由于补插现象的存在，脑会把
周围事物的影像补插进来，通常我们不会意识到盲点的存在。

知识加油站

　　我们之所以以为自己能对眼前的一大片景
色"一览无余"，是因为我们的眼球一直在无意
识地跳动，使我们把中央凹对准的地方不断地
从一个地方调到另一个地方。所以其实我们是
靠"多览"才把场景看清楚的。

视网膜上的中央凹

感光细胞在视网膜上并不是均匀分布的，其中视锥细胞在一个被称为中央凹的地方特别密集，因此那里的分辨率特别高，在明处看东西特别清楚；在离中央凹越远的区域，视锥细胞分布越稀，在明处看东西就越模糊。白天，当我们注视某个物体时，这个物体的反射光聚焦在中央凹处，于是我们就能把这个物体看清楚；周围物体的反射光由于不能聚焦在中央凹处，所以就比较模糊。

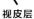

视皮层

有趣的视错觉

"看"是将从视网膜传来的信号，与脑内由进化、发育和后天经验存储下来的知识结合后进行的重建。重建使我们能对外界信息迅速做出合理的判断，但在某些情况下，眼见也不一定为实，视错觉会让我们做出错误的判断。

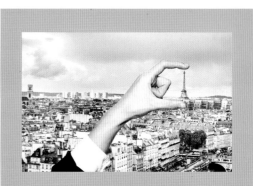

立体的世界

落在我们视网膜上的像是二维的，为什么我们看到的世界却是立体的呢？这是因为我们有两只眼睛，同一目标落在两个眼球的视网膜上有些细微的差别（即双眼视差）。脑对这些信息差别进行分析、处理，让画面产生了立体感。

细心的小朋友也许会提出质疑："即使我闭上一只眼，看到的物体也有立体感呀！"没错，这是立体视觉的单眼深度线索。通过进化、发育和后天经验，人脑已经知道了近大远小和透视法则。从小生长在密林中的原住民因为从来没见过远处的东西，所以当他第一次来到草原，看到远处的牛羊时，他可能还以为那是小昆虫。

❶ 昆明石林中的"阿诗玛"

我们倾向于从本无意义的图像中看到有意义的对象。比如，从月亮的阴影里"看"到吴刚和桂花树；从昆明石林的山石中"看"到包着头巾的阿诗玛——她遥望家中升起的炊烟，背篓里装着刚采摘的山珍。

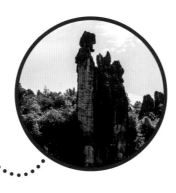

❷ 赫尔曼格栅

你会发现，黄线的交叉处似乎有暗点，但是如果你盯着某个交叉点看，暗点却又消失不见了。

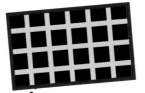

❺ 蓬佐错觉

它也被称为铁轨错觉。铁轨中间有两条等长的蓝线，但是上方那条看上去似乎比下方那条长一些。

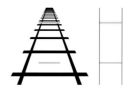

❸ 弗雷泽螺旋

看上去是旋涡的图形实际是一圈圈同心圆。

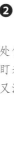

❻ 色彩视错觉

4个不同颜色的方块叠加上蓝色和黄色的条纹后，似乎获得了新的颜色。

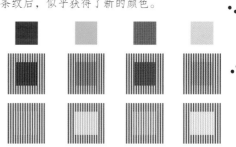

❹ 彭罗斯阶梯

这是一个一直向上的阶梯，但兜完一圈，人们又会回到起点。

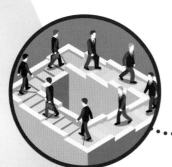

色觉：感受绚丽的世界

许多人认为颜色是物体的物理属性，其实不然，颜色是人的主观感觉特性。就像钉子的尖端会刺痛手指，疼痛是一种主观感受，而不是钉子的物理属性。色觉是不同波长的光作用于视网膜并被脑认知后引起的感觉，我们只有在明亮的环境中才能欣赏到绚丽多彩的世界。

1 神经节细胞
2 无长突细胞
3 双极细胞
4 水平细胞
5 视锥细胞
6 视杆细胞

如何区分不同颜色？

光是一种电磁波，能引起我们视觉的电磁波的波长为 390 ~ 770 纳米（1 纳米等于 10^{-6} 毫米）。不同视锥细胞对不同波长的光的吸收率是不同的，吸收率越高，某种视锥细胞对这种波长的光的反应就越灵敏。

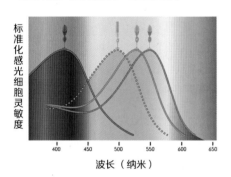

感光细胞

除了感光细胞、双极细胞和神经节细胞外，视网膜上还有水平细胞和无长突细胞，它们在信号的传递过程中可以起到调节作用。感光细胞又可分为视杆细胞和视锥细胞两类。

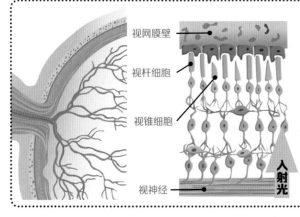

视杆细胞

· 只有 1 种类型
· 对光的灵敏度较高
· 所有视杆细胞对各种不同波长的光的反应灵敏曲线都一样，所以它们分辨不出颜色。在昏暗的夜晚，只有视杆细胞在视觉中起作用，所以我们看不出物体的颜色。

视锥细胞

· 有 3 种类型，分别对长波长、中波长和短波长的光敏感
· 对光的灵敏度较低
· 3 种视锥细胞对不同波长光的反应灵敏曲线不一样，从而使人能感知颜色，我们由此得以看见五彩缤纷的世界。

这是检查色觉常用的假同色图。正常人能从红点、黄点和橙点构成的背景中辨认出绿点构成的数字"7"，红绿色盲就认不出来了。

色 盲

大部分人有 3 种视锥细胞，因此才能欣赏这绚丽多彩的世界；大多数哺乳动物只有两种，因此它们能区分的颜色种类比我们少得多。也有人只有两种视锥细胞，即（二色性）色盲者。最常见的色盲者只有对短波长光敏感的视锥细胞，以及对中波长光或长波长光敏感的视锥细胞中的一种，他们分不清红色和绿色。原子学说的提出者道尔顿就是红绿色盲，红色和绿色在他看来都是黄色的。神奇的是，少数女性拥有 4 种不同的视锥细胞，她们能看到普通人看不出的一些颜色。

入射光

神经节细胞

周边的感光细胞

中心的感光细胞

感受野

一个神经节细胞可能接受好多个双极细胞的输入，而一个双极细胞又可能接受好多个感光细胞的输入。只有当光刺激落在视网膜上某个小区域内的感光细胞上时，才能引起这个神经节细胞的活动变化，这个小区域叫作神经节细胞的感受野。通俗地说，感受野就是单个神经节细胞所能看到的视野。

知识加油站

视网膜上只存在视杆细胞，或者视锥细胞很少的动物，没有色觉。白天活动的鸟、爬行动物、一些鱼类、昆虫有色觉。

点彩派

一些画家根据感受野的原理，发明了一种点彩画法。画布上密密麻麻地涂满各色小点，近看时，每个小点分别对应不同的感受野，所以你可以清晰地看到许多各种颜色的色点。但是如果你从远处看去，那么一片色点会落在同一个感受野中，这片色点引起其中不同视锥细胞的反应，于是你能感受到其他颜色，画面的色彩因而显得更为丰富。

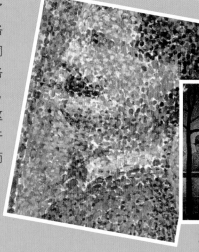

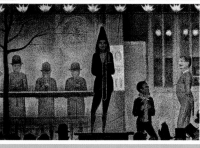

法国画家乔治·修拉的名作《马戏团杂耍》

视觉通路

视网膜是人脑接受外界影像刺激的第一站，它对信息的处理是初步的。信息需要通过后续复杂的视觉通路到达不同的脑区，我们才能识别物体，知道它的空间位置，并在此基础上做出合适的动作反应。

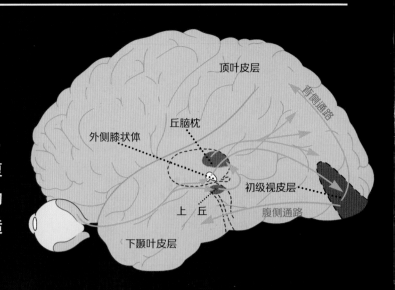

视觉通路

在离开视网膜之后，视神经兵分两路。一条通路在进化上比较古老，它先到达位于中脑的一个称为"上丘"的神经核团，再经过一个叫"丘脑枕"的核团，最后到达顶叶皮层。另一条通路进化得比较晚，它通过丘脑的外侧膝状体到达初级视皮层，再兵分两路：一路向前上方到达顶叶皮层，被称为背侧通路；另一路向前下方到达下颞叶皮层，被称为腹侧通路。

背侧通路主管在视觉的指导下做动作，所以也被称为"怎么做"通路；腹侧通路则主管识别物体，因而也被称为"是什么"通路。

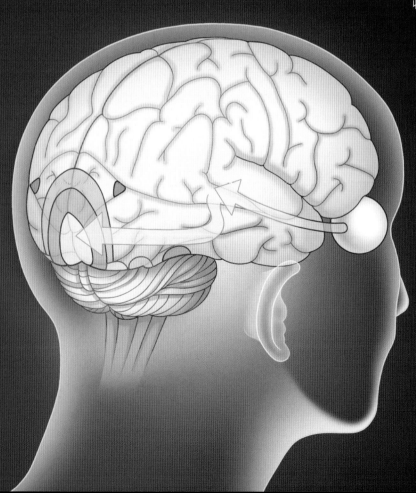

奇怪的盲视

1986 年，英国神经科学家韦斯克兰茨发现了一种奇怪的盲视现象：一些自称看不见任何东西的盲人却能够正确地"猜"出目标的位置，甚至行动自如。这些患者一般眼睛并无问题，但脑中的初级视皮层受到了损伤，也就是说，他们的新通路出了故障，而旧通路依然是完整的。所以从不能"看到"的角度来说，患者是盲的，但他又有一定的"视力"，因为他还能接收一些视觉信息，并在此指导下行动。

相对独立的两条通路

有一个著名的视错觉现象：在两个红球周围分别放 6 个大绿球和 6 个小绿球，如果问人们，这两个红球哪个大、哪个小，绝大多数人会认为右边的更大些，实际上这两个红球是一样大的。意大利罗马智慧大学的萨尔瓦托雷·阿廖蒂博士根据这个现象，设计了一个实验：他把红球换成了多米诺骨牌。右边中等大小的骨牌被小骨牌环绕，看起来似乎比左边那个被大骨牌环绕的骨牌大。他让受试者拿中心的骨牌，并在事后分析了录像。他发现，无论是拿左边还是右边的中心骨牌，受试者手指张开的长度是一样的。这就说明了，尽管"是什么"通路会犯错，"怎么做"通路依然可以准确无误，两者具有相对独立性。

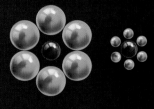

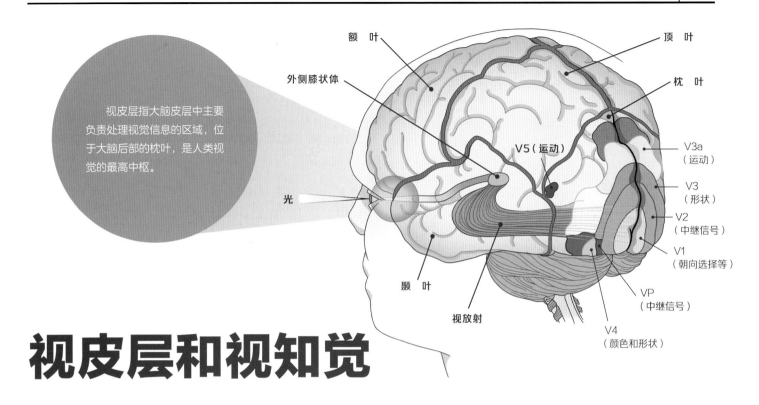

视皮层指大脑皮层中主要负责处理视觉信息的区域，位于大脑后部的枕叶，是人类视觉的最高中枢。

额 叶
外侧膝状体
光
颞 叶
视放射
顶 叶
枕 叶
V5（运动）
V3a（运动）
V3（形状）
V2（中继信号）
V1（朝向选择等）
VP（中继信号）
V4（颜色和形状）

视皮层和视知觉

视网膜是视觉信息处理的第一站，外侧膝状体和上丘把信息做初步处理并上传，视皮层则是信息的处理中心。对于视皮层是如何加工、处理与整合视觉信息并形成视知觉的，目前我们的认识还比较初步。

视皮层

视皮层主要包括初级视皮层（V1 区，又称纹状皮层）和高级视皮层（包括 V2、V3、V4、V5 等区域，又称纹外皮层）。V1 区接收来自外侧膝状体的信息，然后通过 V2、V3 区，传递给 V4、V5 区以及更高级的脑区。V3 区主要处理物体形状，V4 区处理颜色和形状，V3a 和 V5 区负责感知运动信息。高级视皮层中最重要的是 V4 和 V5 区，它们分别和色觉、运动觉有关。

梭状回脸识别区

视知觉：合作的产物

除了 V4 和 V5 区，高级视皮层还有很多区域，它们的功能更为复杂，如识别人脸。这些区域分工协作，并与其他脑区产生关联，共同完成对视觉信号的处理，提取有重要意义的信息。

运动盲

V5 区受损伤的患者会丧失对运动的知觉，他们看到的世界就像放幻灯片那样一帧一帧地闪现，所以，对于他们来说，过马路就成了大难题，因为那些"远在天边"的汽车不知不觉就"近在眼前"了。甚至连倒一杯水也成了问题，因为倒水时他们看到的水就像一根冰柱，不知道应该什么时候停止，等察觉时，水可能早已从杯中溢出来了。

全色盲

双侧 V4 区受损伤的患者完全丧失了色觉（全色盲），他们看到的世界就像是铅铸的。

正常人所看到的美丽秋景。

全色盲所看到的同样秋景。

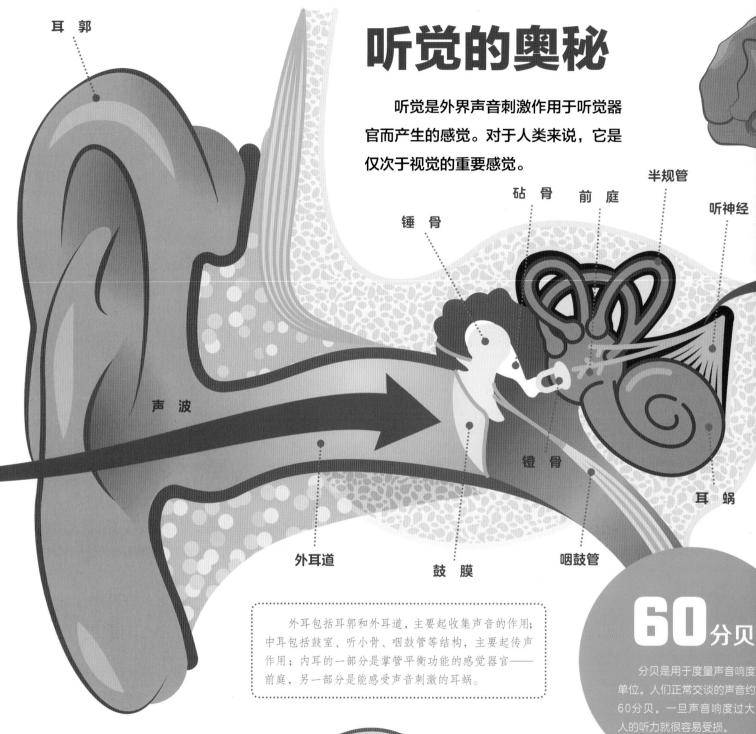

听觉的奥秘

听觉是外界声音刺激作用于听觉器官而产生的感觉。对于人类来说，它是仅次于视觉的重要感觉。

耳郭

锤骨

砧骨　前庭

半规管

听神经

声波

镫骨

耳蜗

外耳道

鼓膜

咽鼓管

外耳包括耳郭和外耳道，主要起收集声音的作用；中耳包括鼓室、听小骨、咽鼓管等结构，主要起传声作用；内耳的一部分是掌管平衡功能的感觉器官——前庭，另一部分是能感受声音刺激的耳蜗。

60分贝

分贝是用于度量声音响度单位。人们正常交谈的声音约60分贝。一旦声音响度过大人的听力就很容易受损。

我们是如何听到声音的？

耳朵是听觉器官，包括外耳、中耳和内耳。声波从外耳传入，使鼓膜振动，并牵动听小骨（锤骨、砧骨和镫骨），从而推动耳蜗里的液体流动，引起听觉感受器兴奋，由此引发神经冲动，经听神经传至大脑皮层的颞叶，听觉就这样产生了。

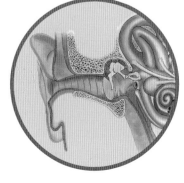

双耳定向

我们用两只眼睛来判断对象的远近，也靠两个耳朵来判断声源的方向。这是因为声音到达两个耳朵时的强度和时间有微小的差别，脑正是根据这一差别来确定声源方向的。

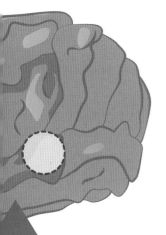

耳蜗的构造

　　耳蜗是听觉感受器的所在地。它的形状就像一个蜗牛壳，从基部往上转了三圈半，到达蜗顶。如果我们任选一圈，横切一刀，就可以看到它的内部分成3个管道：最上面的是前庭阶，最底下的是鼓阶，中间的是中阶。把中阶和鼓阶分开的是基底膜，听觉感受器毛细胞的所在部位——柯蒂氏器就在基底膜上。

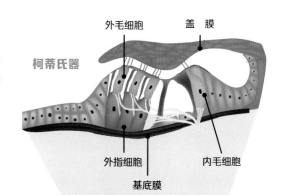

外毛细胞　　盖　膜

柯蒂氏器

外指细胞　　内毛细胞

基底膜

毛细胞

　　柯蒂氏器是一个相当复杂的组织，上面有两类毛细胞。毛细胞是一种能感受声波振动，并把振动信号转换成电信号的感受器。它们之所以被称为毛细胞，是因为这些细胞上方长着一些纤毛。毛细胞上方悬着一块盖膜。当基底膜振动时，盖膜和毛细胞的纤毛之间发生相对运动，毛细胞把机械能转换成电能，和毛细胞有突触联系的螺旋神经节细胞发出神经冲动，螺旋神经节细胞的轴突所构成的听神经把这些信号传向脑。

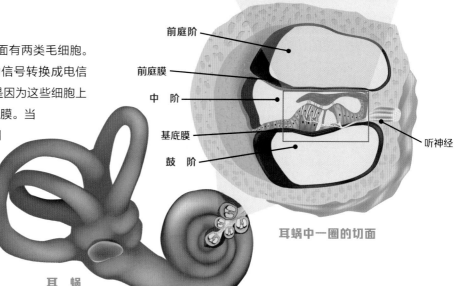

前庭阶

前庭膜

中　阶

基底膜

鼓　阶

听神经

耳　蜗

耳蜗中一圈的切面

人工耳蜗

　　那些由于毛细胞受到损伤致聋，而听神经依旧完整的患者，可以借助人工耳蜗听到声音。人工耳蜗的原理是用微音器把声音信号转换成电信号，并通过言语处理器，将其分解成不同频率的信号，并调制成电脉冲序列无线发射。医生通过手术把接收器埋在患者的皮肤表皮下，接收器接收不同频率的电信号，经过处理，通过导线导入耳蜗中相应部位的电极，刺激听神经，于是患者就又可以听见声音啦！

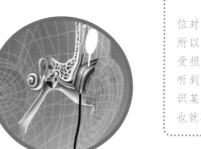

　　由于基底膜的不同部位对不同频率的声音敏感，所以当某些部位的毛细胞受损以后，患者虽然还能听到声音，但由于不能辨识某些频率，听到的声音也就不清不楚了。

动物的可听声频

　　听觉器官的形成和完善是动物进化的一种表现。鱼类没有鼓膜，因而只能感受1000赫（每秒振动1000次）以下的振动。

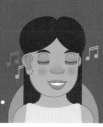

　　爬行动物更进一步，已拥有了独立的听觉感受器。壁虎可以感受高达 10 000 赫的声音。

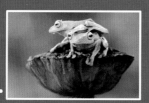

　　两栖动物中的蛙和蟾蜍已具有鼓膜，并有两个听骨将鼓膜的振动传至内耳，引起感受器的兴奋。

　　具有正常听觉的成人可以听到频率为20 ~ 20 000 赫的声波，频带范围通常被称为人的可听声频。低于 20 赫的声波是次声，高于 20 000 赫的声波是超声，我们都听不见。

嗅觉和味觉

神经系统必须接收和处理外界信息以做出反应，这些信息首先由眼睛、耳朵、鼻子、舌头等部位的各种感受器接收。这些感受器把来自外界的光刺激、声刺激、化学刺激等转化为电信号，并将它们通过神经传递到脑，脑将它们解释为影像、声音、气味、味道……

1000种

每个嗅觉感受器中只有一种或少数几种受体。我们每个人有大约1000种不同的受体。

嗅觉器官承担着一些警戒任务，帮助我们避免受到有害气体的侵袭。喜欢香气、讨厌臭气，是人类在进化过程中形成的趋利避害的本能。

嗅觉感受器

人们普遍认为嗅觉的产生依靠鼻子，但其实嗅觉感受器只存在于鼻腔深部的一小块嗅上皮组织之中。嗅觉感受器是一种双极神经元，一端有纤毛伸至嗅上皮表面的黏液中。在吸气时，一些引起气味感觉的化学物质（即嗅质）进入黏液，与纤毛上的特种蛋白质（即受体）结合，产生电信号，由此引起的神经冲动穿过鼻腔壁上筛骨的小孔，进入脑底部向前伸出的嗅球，最后到达嗅觉皮层。

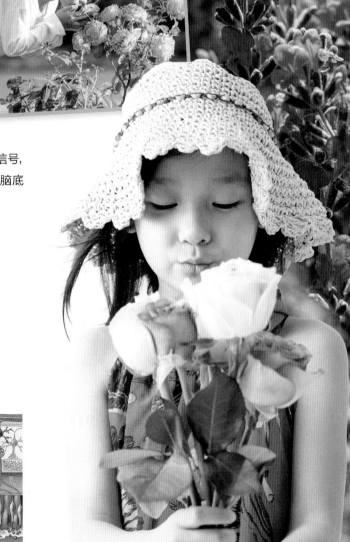

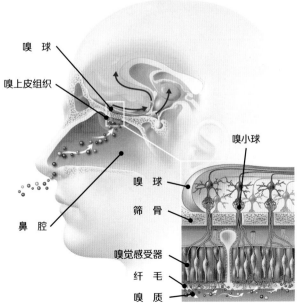

嗅球

嗅上皮组织

鼻腔

嗅小球

嗅球

筛骨

嗅觉感受器

纤毛

嗅质

脑如何识别不同的气味?

我们有大约 1000 种不同的受体,其中真正起作用的只有约 350 种,但我们为什么能辨别出约 1 万种气味呢? 因为气味(通常为多种嗅质的混合物)的辨别需要依靠一群有不同受体的嗅觉感受器共同参与,每种受体对某几种嗅质敏感,就像用 26 个英文字母能写出各种词汇,尽管受体种类有限,但它们能产生大量的组合,从而识别上万种气味。

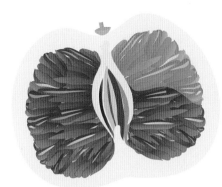

神奇的嗅觉

科学家会使用一种名为"荧光染色"的方法,通过观察染料的变色情况,来识别被激活的神经元。不同的气味会激活不同的神经元,由此在脑中"绘制"出各种"气味图"。

科学家让虎蝾螈分别嗅香蕉味、柑橘味和菠萝味,并使用这种方法进行观测。他们发现,这 3 种气味所诱发的虎蝾螈嗅球内神经元活动的空间模式是不同的。

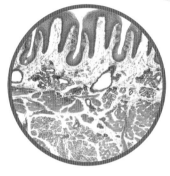

知识加油站

当人们的生理状态发生较大变化(如患病、怀孕)时,味觉常常也会改变,这种变化反映了人体对某种物质的需要,说明味觉在维持人体内环境的平衡中起着重要作用。

舌乳头

你的舌头上盖有许多小疙瘩一样的突起,它们被称为舌乳头。许多味蕾就藏在这些舌乳头里。

味 蕾

味 孔

微绒毛

味觉细胞

味觉神经

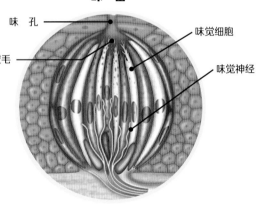

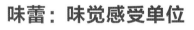

味蕾:味觉感受单位

味蕾是味觉感受单位,位于我们的舌乳头中。当食物中的化学物质(即味质)与味蕾里的受体结合,化学信号就会变成电信号,通过与味蕾相连的神经传出,途经几个信号中转站后,最终到达脑。我们有 5 种基本味觉——甜、酸、苦、咸和鲜。

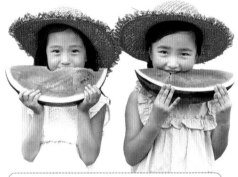

甜

人体内的甜味受体可以敏锐地捕捉食物里的糖类。

苦

人们对苦味特别敏感,可能是为了避免吃下有毒的物质。

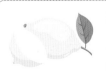

酸

富含酸味物质的食物会产生大量氢离子,从而刺激味蕾。

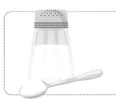

咸

口腔里有可以检测出钠离子的感受器。最常见的盐是氯化钠。

鲜

鱼、虾、海藻等都是鲜味食物,因为它们富含谷氨酸单钠盐等鲜味物质。

躯体感觉

我们熟知的触觉只是躯体感觉的一种。躯体感觉还包括痛觉、温度觉、本体感觉等。触觉感受器仅从胞体发出突起，并在离开胞体后呈"T"形分叉。一支伸到皮肤表面，形成各种末梢，在那里把机械刺激产生的信号转换成电信号；另一支则把电信号传送到脊髓和脑。

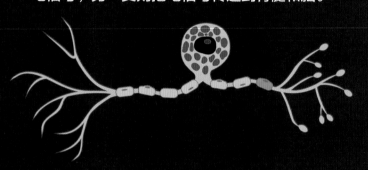

触觉感受器

与视、听觉的感受器不同，触觉感受器是一种假单极神经元，其轴突的末梢遍布全身的皮肤中。一些末梢是游离的，另一些末梢的端点处还包裹有其他组织，形成几种不同的"小体"，这些小体对刺激的敏感程度和反应程度各不相同。当这些末梢受到力的作用而发生形变时，它们会把机械信号转换成电信号。

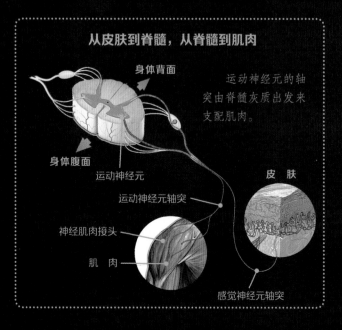

从皮肤到脊髓，从脊髓到肌肉

身体背面

运动神经元的轴突由脊髓灰质出发来支配肌肉。

身体腹面

运动神经元

运动神经元轴突

神经肌肉接头

肌　肉

皮　肤

感觉神经元轴突

包围毛囊的神经丛、游离神经末梢、梅克尔触盘和迈斯纳小体都是触觉感受器，游离神经末梢是温度觉和痛觉的感受器，位于真皮深层和皮下结缔组织的鲁菲尼末梢和环层小体是压觉感受器。

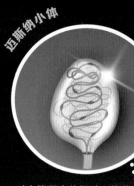

迈斯纳小体

对中等频率的振动、物体表面的突然变化敏感

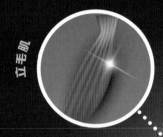

立毛肌

能让我们起鸡皮疙瘩的肌肉

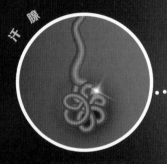

汗　腺

能分泌汗液的腺体

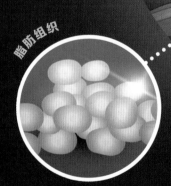

脂肪组织

有维持体温、保护身体的作用

痛觉和痛反应

痛觉是机体对伤害性刺激的感觉。痛觉达到一定程度，可能会引起一些生理变化，如血压上升、呼吸加快、瞳孔放大、大量出汗等；也会让人产生消极的情绪反应，如痛苦、焦虑和恐惧。这些生理变化和情绪反应被统称为痛反应。痛觉和痛反应有着较大的个体差异。科学家认为，这种差异与产生痛觉的心理因素有很大关系。

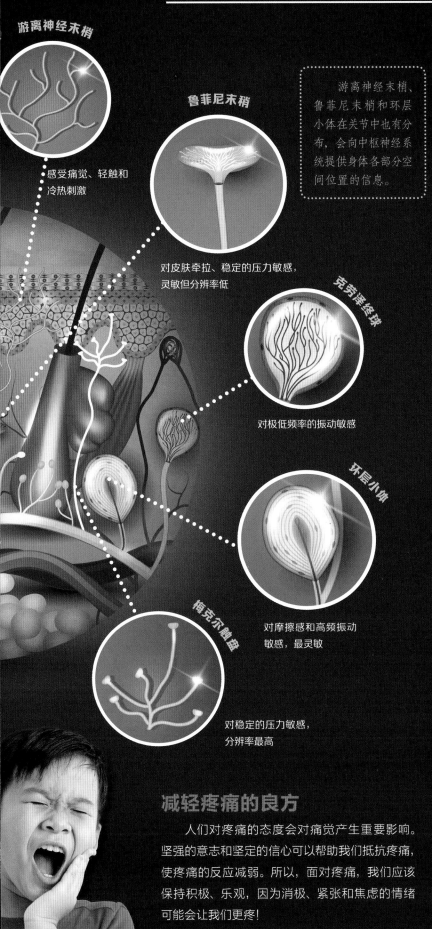

游离神经末梢

感受痛觉、轻触和冷热刺激

鲁菲尼末梢

对皮肤牵拉、稳定的压力敏感，灵敏但分辨率低

游离神经末梢、鲁菲尼末梢和环层小体在关节中也有分布，会向中枢神经系统提供身体各部分空间位置的信息。

克劳泽终球

对极低频率的振动敏感

环层小体

对摩擦感和高频振动敏感，最灵敏

梅克尔触盘

对稳定的压力敏感，分辨率最高

减轻疼痛的良方

人们对疼痛的态度会对痛觉产生重要影响。坚强的意志和坚定的信心可以帮助我们抵抗疼痛，使疼痛的反应减弱。所以，面对疼痛，我们应该保持积极、乐观，因为消极、紧张和焦虑的情绪可能会让我们更疼！

感官的互相影响

你知道吗? 不同的感官是会互相影响的。比如，当我们感冒鼻塞时，嗅觉就不灵了，我们往往会觉得食物的味道也变差了。据说国外的一家海鲜餐厅在顾客用餐时，会播放海浪拍岸的波涛声，顾客觉得店里的海鲜特别新鲜!

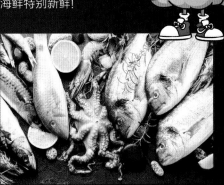

视觉和触觉也会互相影响。科学家做过一个实验：将一台录像机放置在受试者的身后，拍摄他的背部，并把影像传送到受试者所戴的虚拟现实眼镜中，使他看到自己的像就在自己前方。实验者用一根棒子轻轻地戳其背部，此时，受试者既感受到自己的背部被轻戳，又看到前方"自己"的背部被棒子轻戳。这两种感觉产生了矛盾，但是由于视觉占据主导地位，所以受试者会产生一种错觉，好像受到戳动的部位不是来自身后，而是来自前方的"自己"，就好像"灵魂出窍"了一般。

🔆 知识加油站

刺激一种感觉器官，偶尔也会引起其他感觉器官的活动，这就是联觉。联觉是一种罕见的感觉现象。比如，有的人看字母或数字时，会觉得它们有特定的颜色；有的人听到一段跌宕起伏的音乐，会体验到颜色的深浅变化。联觉的神经机制至今尚不明确。有人认为这可能是因为负责这些不同感觉的脑区相邻，所以一种刺激所引起的神经活动串到了邻区。

记忆：奇怪的失忆症患者

20 世纪上半叶，美国心理学家卡尔·斯潘塞·拉什利通过损伤鼠脑的不同部位和不同面积，然后比较它们和正常鼠学习穿越迷宫、寻找食物所需的时间，最后得出结论：记忆程度和脑损伤的部位无关，而是和损伤面积有关，因此记忆是均匀地分布在整个大脑皮层上的。可事实果真如此吗？

拉什利的错误

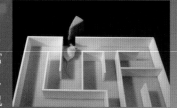

拉什利之所以出错，原因之一是老鼠在迷宫中寻路涉及视觉、嗅觉、空间感等各个方面。鼠脑被破坏的部位其功能可以被别的部位所弥补，所以即使部分脑受损，实验鼠依然能在迷宫中找到食物。后来，加拿大心理学家布伦达·米尔纳对失忆症患者亨利·莫莱森的研究也彻底推翻了拉什利的结论。

失忆症患者莫莱森

1953 年，医生为患有癫痫的 27 岁男子莫莱森切除了脑中的病灶——双侧部分颞叶皮层内侧面，主要是海马。手术后，他的言语、行为、智商都很正常，对手术 10 年前的事也有正常的记忆。可奇怪的是，莫莱森对手术前近 3 年间发生的事居然全无记忆，而且也记不住新发生的事，也就是说他失去了把短时记忆转化为长时记忆的能力。如果让他不断重复念某个数字，他能连着念十几分钟不出错，可只要中间一打岔，他就再也想不起这个数字，连让他念数字这件事情都记不起来了。

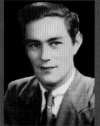
莫莱森年轻时的照片

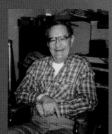
莫莱森年老时的照片

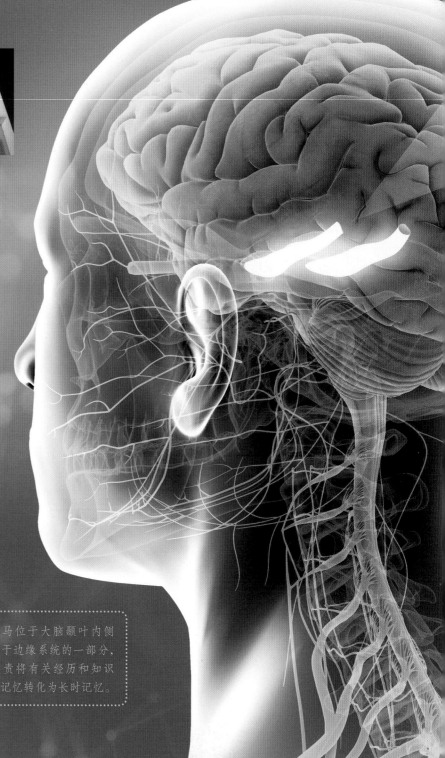

海马位于大脑颞叶内侧面，属于边缘系统的一部分，主要负责将有关经历和知识的短时记忆转化为长时记忆。

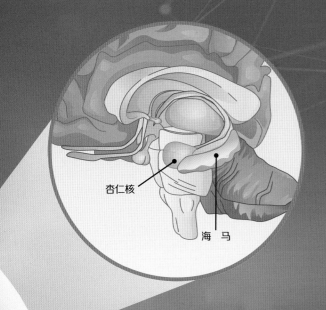

杏仁核

海马

陈述性记忆和非陈述性记忆

对往事的回忆属于情景记忆，学习新知识属于语义记忆，它们都需要意识的参与，都可以用语言描述出来，所以人们把这两种记忆称为陈述性记忆。学会某种新技巧，比如骑自行车，属于程序性记忆，它"只能意会，不可言传"，所以被称为非陈述性记忆。条件反射等学习也属于非陈述性记忆。

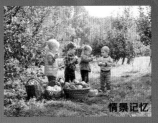

情景记忆

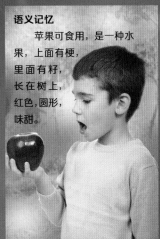

语义记忆
苹果可食用，是一种水果，上面有梗，里面有籽，长在树上，红色，圆形，味甜。

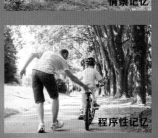

程序性记忆

情景记忆、语义记忆和程序性记忆

莫莱森虽然记不住新发生的事，比如当天早上吃了什么，或者是否已用过早餐（情景记忆），也学不进新知识（语义记忆），但他能学会某些新的技巧（程序性记忆）。

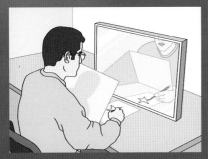

练习前

练习后

短时记忆和长时记忆

莫莱森能回忆起手术 3 年前甚至更早的往事，说明他还保留着许多长时记忆，但他无法将短时的陈述性记忆转化为长时记忆。这是双侧海马受损所导致的结果，米尔纳由此得出结论，海马在把短时陈述性记忆转化为长时记忆的过程中起到了关键作用，而早就存在的长时记忆必定存储于别的部位，非陈述性记忆也与海马无关。莫莱森的情况并非孤例，另一些双侧海马受损的患者也有类似的表现。于是，人们知晓了记忆有不同的类型，并且很可能储存在脑的不同部位。

米尔纳要求莫莱森在两个间隔极小的同心五角星之间绘制一个新的五角星，但在他描的时候用隔板将他和图纸隔开，使他既看不到图纸，也看不到自己的手，只能靠观看图纸后面镜子中的像来完成。这项任务对于任何人来说都不容易。可莫莱森连续 3 天，每天练 10 次后就掌握了这个技巧，尽管他完全记不得前两天甚至前不久自己做过这样的练习。

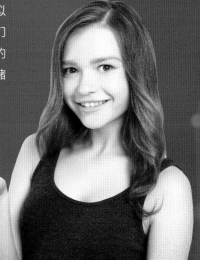

学习：从海兔开始的研究

我们知道，记忆可能存储在脑的各个部位，但脑是怎样存储这些记忆的呢？奥地利裔美国神经科学家埃里克·坎德尔几经周折，最终选定了一种低等动物——海兔，他从海兔最简单的学习行为入手，开始研究这个问题。

海 兔

为什么选择海兔？

相比于有近千亿个神经元的人脑，海兔的脑只有约 20 000 个神经元。它的缩鳃反射——一种能随经验改变的反射活动，所牵涉的神经元都在一个只有 2000 个神经元的神经节中，并且其神经元的个头很大，相互连接的"线路"也是固定的，甚至其中每个神经元的"身份"都能被辨认出来，这自然为研究带来了极大方便。

习惯化、敏感化和条件反射

海兔的鳃在其腹部的外套膜内，当用小棒触动呼吸管时，鳃就会向内收缩。这是一种简单的保护性的反射活动。尽管如此，这种活动依然能表现出习惯化、敏感化和条件反射等学习行为，也就是说，这是一种最简单的非陈述性记忆。

坎德尔说："记忆总是让我觉得不可思议……在回忆的过程中，你并不仅仅是记起某件事，同时也在重新体验这件事情发生时你的所见所闻所感，当时的情景氛围、具体的时间地点、聊天的内容，甚至是你的情绪状态。"

1 习惯化

当一种无害刺激重复多次以后，动物对这种刺激的反应就会越来越弱，最后甚至对此不予反应。比如，乌鸦在开始时会被稻草人吓得东奔西窜，时间一长就不再怕它，还常常停在稻草人身上休息。

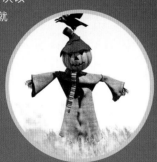

2 敏感化

俗话说："一朝被蛇咬，十年怕井绳。"动物如果受过一次强烈的刺激，当它们再次遇到同类刺激时，即使程度很微小，它们也可能做出过度反应。

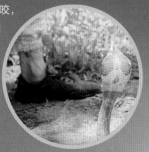

3 条件反射

经典条件反射最著名的例子就是巴甫洛夫的实验：开始时，狗看到食物流口水；如果给狗听铃声，狗没有反应。假定以后在给狗喂食之前，总是先打铃，这样重复多次后，即使只打铃而不给狗喂食，狗也会流口水，这就是条件反射。

条件反射训练前

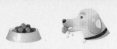

无条件刺激　无条件反应　　无关刺激　　无反应
（食物）　　（流口水）　　（铃声）　　（不流口水）

条件反射训练中　　　条件反射训练后

条件刺激 无条件刺激 无条件反应　　条件刺激 条件反应
（铃声）　（食物）　（流口水）　　（铃声）（流口水）

海兔的缩鳃反射

坎德尔发现，反复轻触海兔，海兔很快适应了这种无害刺激，变得泰然自若，也就是"习惯化"了。接着，坎德尔电击它的尾部，这显然是一个有害刺激，海兔出现了剧烈的缩鳃反射。随后，坎德尔将两种刺激配对施加，每次都先轻触海兔，后电击其尾部。海兔跟巴甫洛夫的狗一样，慢慢也记住了轻触和电击之间存在关联。所以每次遇到轻触也出现了和受到电击时一样剧烈的缩鳃反射，也就是建立起了条件反射。

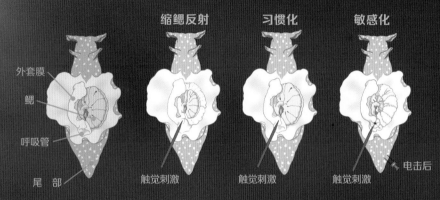

缩鳃反射　习惯化　敏感化

外套膜
鳃
呼吸管
尾　部
触觉刺激　触觉刺激　触觉刺激　电击后

参与学习的细胞

哪些细胞参与了海兔的学习过程呢？由于海兔有大到肉眼可见的神经元，坎德尔找到了负责缩鳃反射的神经回路。我们可以用两个细胞之间的小"对话"来解释：感觉神经元收到触碰的信号，然后告诉运动神经元该收缩鳃部肌肉了。当然，实际情况要比这复杂，这里作了简化。

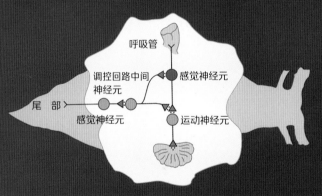

呼吸管
调控回路中间神经元
感觉神经元
尾　部
感觉神经元
运动神经元

这张图显示了海兔从呼吸管到鳃的基本缩鳃反射的神经回路图。这个回路还要受到来自尾部的神经回路的调控。如果电击尾部，就会造成敏感化。

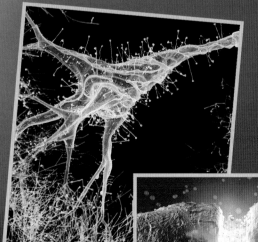

记忆的本质

坎德尔发现，海兔在经历电刺激的敏感化作用后，神经回路本身并没有发生变化（仍然是感觉神经元和运动神经元之间的"对话"）；发生变化的地方在这两个细胞的连接处，即突触，这两个细胞之间的联系加强了。

后来，科学家发现，对于最简单的非陈述性记忆来说，短时记忆只改变现有的突触连接强度，长时记忆则需要合成新的蛋白质，及改变基因表达。此外，形成长时记忆还会产生新的突触或消除某些旧的突触，也就是说，神经元的解剖结构会发生变化。所以，记忆的本质就是脑细胞之间联系强度的变化，以及形成新的联系或消除旧的联系。

当记忆发生故障

人的记忆总是在变，这是因为脑中储藏的东西并不完全像书面文字材料，它由过去经历的许多方面混合而成，包括形象、感受、话语、事实和凭空想象等。记忆是一种重组，所以时过境迁之后，人们往往会遗忘，或者产生错误的记忆。

不可靠的记忆

心理学家在"9·11"事件发生后的一周内，对3000名志愿者进行了调查，并在之后的每一年进行复查。第二年，受调查者在被问到当年时何何地，以及如何得知这件事时，他们的回答与第一年答案的重合率仅为63%。随后，这个重合率逐年降低，可受调查者却笃信自己的记忆一点都没错。与此同时，受调查者在陈述该事件的主要信息，如被动机持的飞机数、撞击发生地等信息时，准确率则高得多，这可能是因为媒体的不断报道和他人的频繁谈论加强了他们的记忆。

阿尔茨海默病的症状

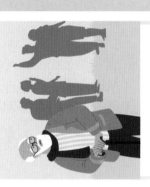

识记障碍 | 回忆障碍

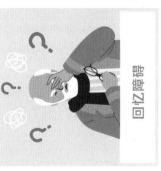

情感上逐渐淡漠

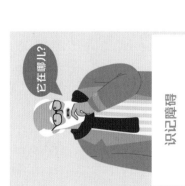

知识加油站

德国心理学家赫尔曼·艾宾浩斯·艾宾浩斯是对人类记忆和遗忘进行实验研究的创始人。他认为，记忆保持量是时间的函数，遗忘的速度先快后慢，并提出了著名的"艾宾浩斯遗忘曲线"。

冤假错案

在法庭上，证人的一声"就是他"，可能会决定一个人的命运，一旦记忆错误，可能会造成冤假错案。有个故事发生在1984年，一名男子闯入了女大学生汤普森的公寓。汤普森报警后，向警察描述了自己努力记住的罪犯面部特征，警察发现离她公寓不远处的餐馆里有一个名叫科顿的员工长相和汤普森描述的罪犯很像。当汤普森被叫去对6张疑犯的照片进行指认时，她指认了科顿的照片。几天后，她又被叫去，被要求从5名疑犯中进行指认，刚开始她对其中两人有点犹豫，但最后她选择了其中一人。当警察告诉她这个人正是她上次指认的科顿时，她确信自己终于找到了罪犯。其实，当时在警察的疑犯名单中还有一个人科顿长得很像，他叫普尔，而普尔才是真正的罪犯。

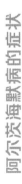

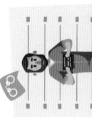

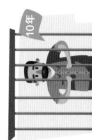

10年

被植入的虚假记忆

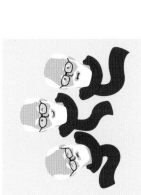

美国心理学家伊丽莎白·洛夫特斯曾做过一个实验，受试者是她学生的弟弟克里斯。洛夫特斯要求她的学生向克里斯讲述克里斯幼年时在商场走失的故事。这个故事是被编造出来的，但其中混杂了许多克里斯的真实经历。

两天后，洛夫特斯问克里斯是否在商场走失过，他讲述了自己"当时"的感受。两周后，克里斯的讲述更加具体了，凭空"捏造"出了许多细节。他说："我当时吓得跑去看玩具，然后就见不到他们了。后来，一位穿着蓝色衣服的老人走了过来，他有一小撮灰色头发，戴着眼镜……"

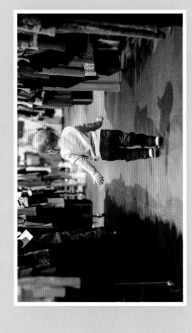

很害怕，以为永远都见不到他们了。后来，一位穿着蓝色衣服的老人走了过来，他有一小撮灰色头发，戴着眼镜……"

这个实验说明，人可以被植入虚假的记忆。事实上，我们的许多童年记忆都来自大人的反复讲述。

记忆障碍

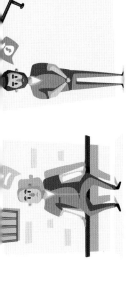

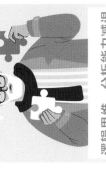

对理解视觉影像和空间的关系感到困难

言语表达或书写困难

逻辑思维、分析能力减退

情绪发生明显改变

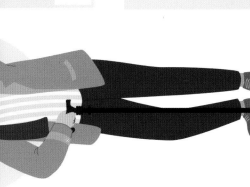

记忆障碍大多是大脑受损或精神障碍造成的。根据记忆障碍得的表现情况，可以将其分为两类：一种是信息输入后，由于大脑加工编码发生困难，无法储存信息而产生的识记障碍；一种是难以提取储存信息的回忆障碍。

阿尔茨海默病又称阿尔茨海默氏痴呆，是一种神经退行性疾病，多发于60岁以上的老年人。

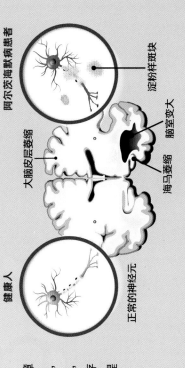

正常的神经元

健康人

阿尔茨海默病患者

大脑皮层萎缩

海马萎缩

脑室变大

淀粉样斑块

可能会导致遗忘症的原因

痴呆

电休克疗法

脑部受伤

酒精中毒

心理创伤或压力

缺氧

喜怒哀乐

我们通常说的情绪，包括内心感受和表情两个方面。比如，伤心是一种内心感受，而流泪则是一种表情。历史上曾经发生过究竟是因为伤心才流泪，还是因为流泪才伤心的争论。

前额叶

1848 年，美国铁路工人盖奇被一根铁棒从左颧骨下方穿过前颅顶。虽然他奇迹般地活了下来，但渐渐地，人们发现盖奇不仅做事毫无计划，还满口脏话。盖奇的朋友们说："再也不是原来那个盖奇了。"通过对盖奇头骨的三维重建，人们得知他脑中的前额叶在事故中受到了损伤。美国神经科学家达马西奥也发现许多前额叶受损的患者出现性格、社会行为方面的剧变。因此，我们发现前额叶与情绪、性格、社交行为等高级功能有关。

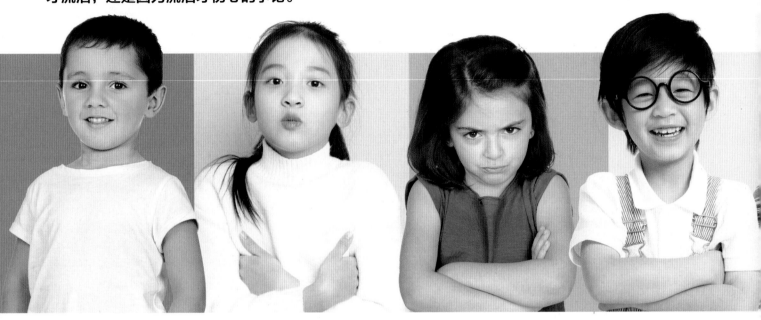

恐惧中心：杏仁核

情绪反应产生的中心位于大脑两半球内侧面环绕胼胝体的脑区，包括扣带回、下丘脑、海马和杏仁核等，其中研究得最多的是杏仁核。科学家通过实验，损毁动物的杏仁核，观察它们的行为变化，并结合对杏仁核病变患者的观察，认识到杏仁核是产生恐惧情绪的中心。

"无所畏惧"的人

达马西奥曾接待过一位年轻的女患者，她得了一种非常罕见的病，双侧杏仁核几乎完全钙化并萎缩，丧失了功能，而周围的脑组织都是正常的。这使她几乎丧失了恐惧情绪：给她看人的种种面部表情，除了恐惧的表情以外都能认出；实验者要她画出恐惧的面部表情时，她画的竟然是一个爬行的小孩！

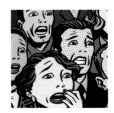 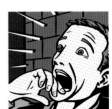 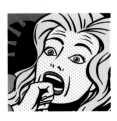

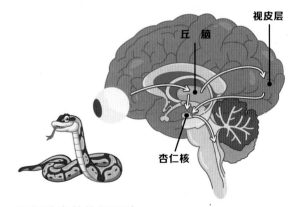

视皮层

丘脑

杏仁核

恐惧信息的传导通路

走进林中，你可能会看到很像蛇的东西！这一视觉形象首先到达丘脑，在此"兵分两路"，一路直达皮层下的杏仁核，引起心跳加快、血压升高、肌肉收缩等反应，你立刻后退。从丘脑出发的另一条通路继续上行，到达视皮层。经过一系列分析，你识别出这的确是一条蛇，从视皮层出发的精确信息继续下行到杏仁核，你进一步采取措施，决定尽快逃走。当然也有可能经过视皮层的分析，你认出这只不过是一截枯枝。"警报"解除，一切恢复正常，你继续前行。

情绪反应和面部表情

面部表情是情绪的主要表现形式。一般说来，情绪反应是不需要意识参与其中的，如紧张时手心出汗、心跳加快等。不过这些反应也可能出现在没有情绪变化的时候。比如，剧烈运动或注射药物都会引起心跳加快。

| 兴奋 | 自豪 | 愤怒 | 开心 | 害怕 | 失望 | 难受 |

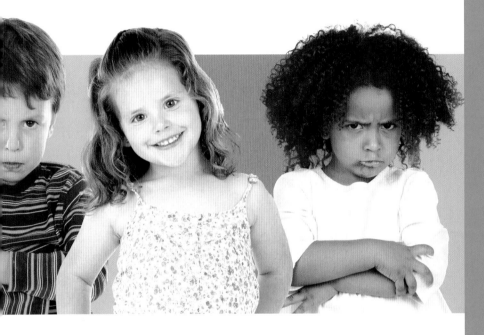

与世隔绝的福尔人

有人认为面部表情是文化的产物。虽然我们很难否认社会交往对面部表情的影响，但基本表情是先天的，与社会文化背景无关。与世界上不同国家、地区的人交流时，我们都可以从对方的面部表情判断其情绪。心理学家曾在新几内亚东南部的高原地带找到一个尚处于石器时代的部落——福尔人。他们与世隔绝，绝大多数人从来没有见过外族人，但他们喜怒哀乐的表情和族群外的人没什么两样。

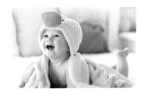

大人的面部表情是婴儿认知和学习的主要来源，而婴儿自身的表情是他们传达意愿和需要的主要手段。

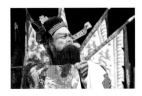

面部表情是可以习得的，可以被人为地控制或伪装。演员可以通过想象和模仿，去体验角色的感情。

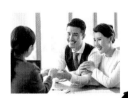

在社会交往中，面部表情是语言交际的重要辅助手段。

知识加油站

自主神经系统与情绪引起的身体、生理反应密切相关。比如，羞愧时因血管舒张而脸红，害怕时因血管收缩而脸色苍白。科学家的研究进一步证明了每种情绪模式都与特定的身体反应相关。比如，愤怒与恐惧都会引起心率上升。通过测定皮肤温度，科学家能够把这两种情绪区分开来：愤怒时皮肤温度上升，恐惧时皮肤)温度则降到正常水平以下。

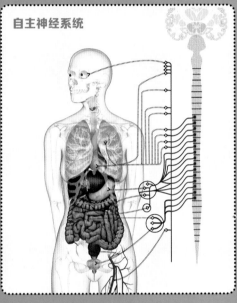

自主神经系统

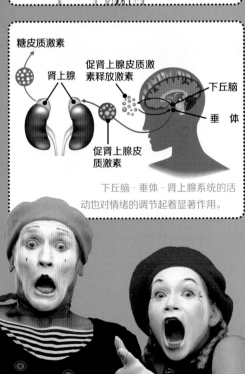

下丘脑-垂体-肾上腺系统的活动也对情绪的调节起着显著作用。

注意，请注意！

虽然每时每刻都有海量信息进入我们的脑中，但只有我们加以注意的信息才能进入意识，其数量十分有限。这就像看戏，虽然舞台上有种种事物，但观众看到的却只有聚光灯光束照耀下的主角。

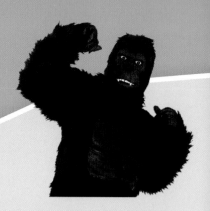

视而不见

1999 年，美国心理学家西蒙斯等人为学生播放了一段篮球比赛录像。片中每队 3 人，一队身穿白色球衣，另一队身穿黑色球衣。西蒙斯要求学生看完以后说出录像中穿白球衣的球员传了多少次球。结果大家都报出了正确的传球数。这时，他又问："你们在看录像的时候，有没有发现什么奇怪的事？"大约有一半的学生都说没有。西蒙斯等人又重放了这段录像，这时大家都哄笑起来，原来在比赛中段，有一位打扮成大猩猩的人上场，走到球场中央，停下来面对观众拍了拍胸脯，然后走下场。他在场上一共出现了 9 秒之久。但是竟然有半数学生对此毫无察觉，因为他们的注意力都集中在白队的传球数上了。

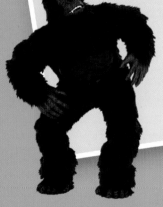

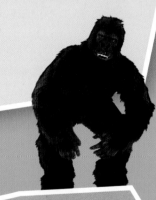

两种常见的注意类型

常见的注意类型有两种：一种是由目的驱动的注意，即有意注意，比如你到火车站出口处接人，会留心对方有没有出现。另一种是由刺激驱动的注意，即无意注意。这时你脑中并没有任何预定的目标，如果你面前出现一个非常醒目的对象，如人群中的一个小丑，他就会引发你的注意。

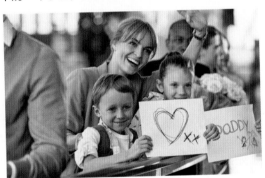

由目的驱动的注意

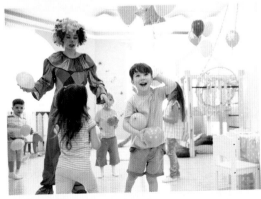

由刺激驱动的注意

知识加油站

同一时间内个体能够察觉或知觉到的客体数量就是注意广度。注意广度有一定限度，在 0.1 秒内，成人一般能把握 8 ~ 9 个黑色圆点，或 4 ~ 5 个没有联系的汉字。

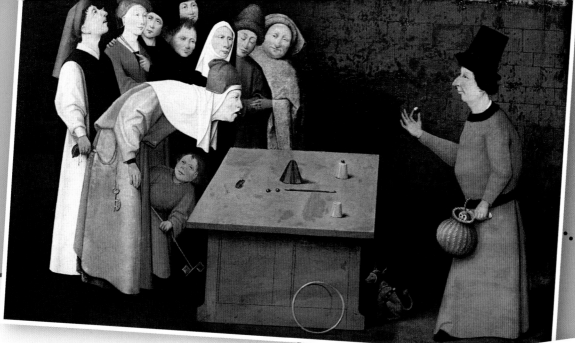

这是 16 世纪尼德兰画家博斯的画作《魔术师》，当大魔术师的表演吸引了所有观众的注意时，另一个小"魔术师"正在掏一位观众的腰包，这位观众却浑然不觉。

魔术和扒窃的关键

对某个目标越注意，对其他目标就越容易忽视。看魔术时，你越是想揭开其中的奥秘，注意看某个目标，对其他一切也就越浑然不觉。而那个目标正是魔术师故意吸引我们注意力的诱饵，比如他释放的烟火和制造的火焰，真正动手脚之处却在这个目标之外。"街头魔术师"——扒手用的也是相同的套路。

注意的生理机制

注意现象的产生与大脑皮层息息相关，脑干网状结构也起着非常重要的作用。脑干网状结构能使机体由睡眠状态转入觉醒状态，从而提高机体对输入信息的接收能力，使注意成为可能。但是，脑干网状结构上行激活系统只能保证最普通的觉醒状态，要将注意选择性地投射到某个任务上，还必须有大脑皮层边缘叶、额叶和顶叶的参与。

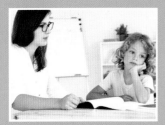 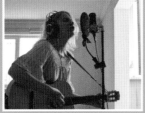

注意时常伴有一些特有的生理变化和表情动作，如侧耳倾听、注目凝视。但有时，貌似注意某事，事实上却在想别的事情，这叫心不在焉，也就是注意分散。

你可以边听讲边做笔记，也可以自弹自唱，你的注意可以在两种或多种任务中快速切换，这就是注意分配。注意分配需要训练和培养，而非简单易行。

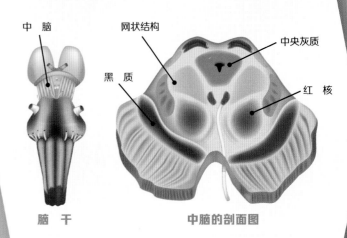

中脑　　网状结构　　中央灰质

黑质　　　　　　　　红核

脑干　　　　中脑的剖面图

💡 知识加油站

具有某些明显特征的刺激物容易引起注意，成为知觉内容，如刺激强度高、对比明显或者在运动中的物体。人们可以通过训练来获得完成某一类任务所要求的知觉选择技能。例如，通过培训，雷达观察员能够从监视器上的复杂图像中排除噪声的干扰，分辨出重要变化。

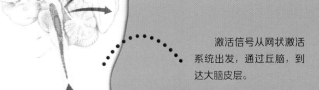

激活信号从网状激活系统出发，通过丘脑，到达大脑皮层。

意识和无意识

意识指人对周围环境和自身的认知能力和觉察能力。20世纪80年代后，随着神经科学和脑成像技术的发展，意识研究正式进入科学研究的殿堂，并成为当今的一个研究热点。

子非鱼，安知鱼之乐？

庄子是我国战国时期的思想家，曾经与好友惠子进行过一次著名的哲学辩论。

一天，两人一起到河边游玩。庄子说："鱼从容地游来游去，这是鱼的快乐啊！"惠子说："你不是鱼，怎么知道鱼快乐呢？"庄子回答："你又不是我，怎么知道我就不知道鱼快乐呢？"惠子反驳："我不是你，当然不知道你知不知道；你本来就不是鱼，你也不会知道鱼快不快乐，这是我可以肯定的。"

意识具有主观性和私密性，也就是说，一个人的意识是无法完全与他人共享的。

与"植物人"互动

2006年，科学家对一位植物人进行了功能脑成像检查，发现患者能听懂医生的话，虽然从外表上看不出丝毫迹象。科学家要求患者想象自己正在打网球，患者额叶的辅助运动区就活跃了起来。他又要求患者想象自己正在家里四处走动，患者的海马旁回、后顶叶和外侧运动前区则被激活了。

简单的"对话"

科学家与患者约定：自己先提出一个问题，如果患者的回答为"是"，那他就想象自己在打网球；如果回答为"否"，则想象自己在家里四处走动。由此，通过功能脑成像图，科学家可以得知患者的想法，进而了解他丰富的内心世界。

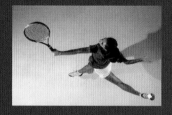
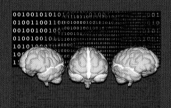

无意识的自动行为

虽然我们常常认为自己的一切活动都在意识的指挥下进行，但实际上大量活动并不需要意识参与，而是自动进行的。如果非要意识参与，反而可能把事情搞砸。你听说过这个故事吗？"百足之虫"蜈蚣一直悠然自得，直到有一天青蛙问它："你行走时，先迈哪条腿，接着再迈哪一条？"这个问题蜈蚣从没思考过，它一边想，一边试着向前走，却不知道到底该如何走路了。

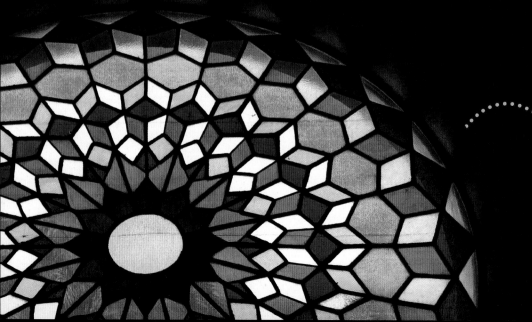

西班牙的科尔多瓦清真寺的彩色玻璃窗上，有一种好玩的"歧义图"：靠外圈的每个马赛克都可以看成属于两个不同的立体，属于哪个立体总是在变。外界的刺激没有变化，主观感受却在不断改变。

意识的两难问题

由于意识具有主观性和私密性，有些时候就连判断一个人是否有意识都是很难的。通常我们会根据人的行为来判断，但行为只是外部表现，无法完全呈现人的内心所想。一些梦游者会表现出非常复杂的行为，比如起床穿衣，甚至出门骑自行车去工作。这时如果将他唤醒，他并不知道自己做了什么。因此他虽然表现出非常复杂的行为，却只是在执行无意识的自动行为。相反，一些无法行动和言语的闭锁综合征患者虽然几乎不表现出任何行为，却可能是有意识的。

双眼竞争

研究主观体验的一个困难是，引起主观体验变化的原因，可能是外界刺激发生了改变，也可能只是自己的主观体验不同。为了解决这一难题，人们常常利用双眼竞争。所谓双眼竞争，是指分别给左右两只眼睛看两个不同的对象（不变的外界刺激物），此时知觉到的并非这两个图形的叠加，而是一会儿看到左眼看到的图，一会儿又看到右眼看到的图。

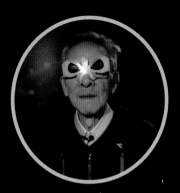

你可以自制一副简易的红蓝眼镜：用硬纸剪出一个眼镜框架，一边用红色的透明塑料纸做镜片，另一边用蓝色的透明塑料纸做镜片。戴上它，看看眼前的世界有什么不一样吧！

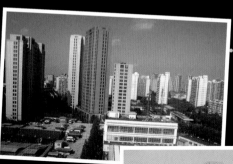

不戴红蓝眼镜时双眼看到的景象

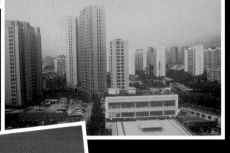

只用一只眼通过蓝色镜片看到的景象

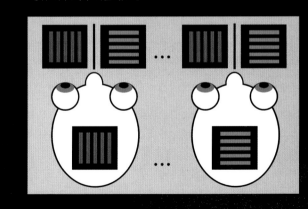

只用另一只眼通过红色镜片看到的景象

戴上红蓝眼镜后，双眼看到的景象就在红色世界和蓝色世界之间来回转换。

揭示意识的神经关联实验

脑科学家又是如何利用双眼竞争来做有关意识的实验的呢？一些科学家让受试者用左右眼分别看两个不同的刺激，比如，让左眼通过红色的镜片看垂直的红色光栅（一种频率闪烁），同时让右眼通过蓝色镜片看水平的蓝色光栅（另一种频率闪烁），并持续记录他们的脑磁图，然后要他们告知知觉到的是哪个图像。科学家可以利用信号处理的方法，从脑磁信号中分析出这两种频率的成分。结果发现，当受试者告知他看到某个图像时，他的许多脑区（但并非所有脑区）的脑磁信号中，这种频率成分明显增大。

脑的可塑性

人工智能的奠基人之一明斯基说过："脑的主要活动就是不断地改变它自己。"成人的脑内很少有新生神经元。总的说来，我们脑中神经元的数量在不断减少，但神经元之间能产生新的或消除旧的连接，连接强度也在不断变化——我们的脑因此具有可塑性。

神经连接的发育

人在刚出生时，神经元之间很少有连接。在头两年里，神经元的连接数大量增加，之后按照"用进废退"原则，一些连接得到了加强，甚至形成新的连接；另一些则被减弱，甚至消失。最后形成的突触数大概只有最多时的一半。这种变化在婴幼儿期最大，这个关键期对人的影响也最大，但脑的可塑性可以持续终身。总的说来，随着年龄增大，脑中的神经元数在不断减少，但是也能形成新回路。

神经连接的发育过程

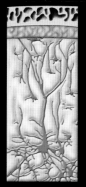 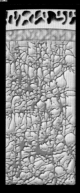 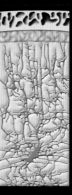

3个月　　　　2岁　　　　4岁

伦敦司机的惊人记忆力

成人的脑也有可塑性。过去，许多伦敦出租车司机的海马后部要比一般人大，这是因为人脑的这一部分和空间记忆有关。伦敦有 2.5 万条街道、2 万个地标及其他乘客可能感兴趣的地点，出租车司机都必须记住。科学家还发现，司机的任职时间越长，他们海马后部的变化也越明显。

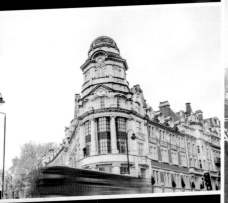 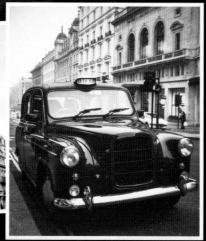

康复的中风患者

脑损伤患者也有康复的可能，患者越年轻，恢复可能性越大，恢复程度也越好。1958 年，65 岁的彼得罗不幸中风，全身瘫痪。他的医学家儿子没有让父亲待在福利院里，而是接父亲回家，并迫使他活动。3 年后，彼得罗居然完全康复了。在彼得罗心脏病突发去世后，神经病理学家发现，彼得罗的脑和正常人无异，几乎找不到什么损伤。

感觉替代

利用脑的可塑性，彼得罗的另一个儿子保罗·巴赫－利塔开发了一套帮助盲人获得视觉的神奇装置——触觉视觉替代器。这个装置用摄像机把外界景象的光信号转换成多路电信号，通过电缆传到安置在舌头表面上的电极阵列，刺激舌头上的触觉感受器。如此一来，受试者不仅能感到触觉，还能"看到"景象。

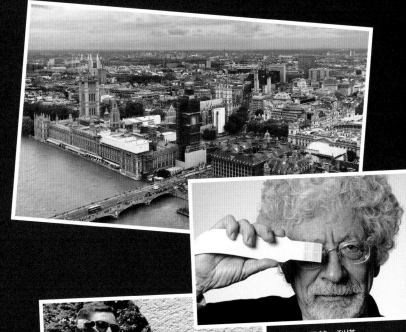

保罗·巴赫－利塔

盲人的福音？

20世纪60年代末，一位16岁的美国少年贝姆因疾病致盲。40多年后，他开始使用感觉替代装置，并且很快就学会了区分静止和运动的对象，不久后还学会了识别简单的几何图形，又慢慢学会了识别日常用品，以及在障碍物不太多的环境里自由行走。在知觉上，他感到所有东西就在外界所在的位置上。更令人惊奇的是，尽管感觉替代装置的分辨率很低，他还是能够感受到相当复杂的图像，这里起关键作用的就是脑的可塑性。脑成像研究表明，当被试者利用感觉替代装置感受图像时，他的视皮层也被激活了。

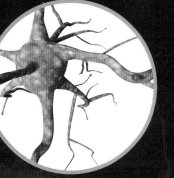

盲人通过感觉替代装置来感知世界。

知识加油站

许多幻肢感觉与疼痛有关。幻肢痛可以有多种复杂的形式，如刺痛、瘙痒、烧灼或者酸痛。

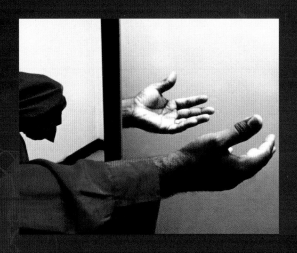

幻肢现象

许多截肢患者都会有一种幻觉，觉得被截掉的肢体似乎还在，且该处仍会发生疼痛，这被称为幻肢现象。研究者曾切断猴子一只手臂到脑的感觉神经，当他把电极插到猴子的体觉皮层中对应手臂的脑区时，他触摸猴子的手臂，已无法记录到神经冲动的发放，但在触摸猴子的脸时记录到了。这是因为，如同彭菲尔德的"倒立小人"所显示的，代表手臂的脑区和代表脸的脑区正好相邻。当原来的手臂区因为神经断裂而不再能感受刺激时，从脸部而来的刺激"侵入"到原来的手臂区。

智能：智慧密码

　　智能，也就是我们通常所讲的智力，是主体在知识和资源不足的情况下，依然具有适应的能力。通俗地说，就是在碰到以前没有碰到过的新情况时，我们依然能根据过往经验尽可能找到好的应对之道。从脑科学的角度看，哪些因素可以影响一个人的聪明程度呢？

脑越大越聪明？

　　很多人认为，脑越大的动物越聪明。事实上，蓝鲸和象的脑都比人脑大得多，可它们都没有人聪明，这是因为它们的体形比人的大得多，增加的神经元都被用来接收更多的感觉信息，支配更多的肌肉了。

　　人与人的体形相差不大，是否脑越大的人就越聪明呢？尼安德特人的脑容量平均 1600 毫升，现代人的脑容量却平均只有 1350 毫升。而过去 2 万年以来，人类的脑容量不仅没有增大，反而减小了 150 毫升。

男人比女人聪明？

　　颅相学的创始人加尔认为，女性的脑比男性的小，所以女性没有男性聪明，极具讽刺意味的是，在加尔死后，测量表明他的脑（1312 克）比女性的平均脑重还要轻几克。大天才爱因斯坦的脑也只有 1230 克，比平均脑重（1360 克）还要轻。法国著名的政治家，以雄辩著称的甘必大，他的脑只有 1160 克。当然，也有些名人的脑比常人要重，比如"数学王子"高斯的脑重 1492 克，而英国著名诗人拜伦的脑更是重达 1807 克。

人类演化过程

　　人类从灵长类发展而来，大体上经历了猿人类、原始人类、智人类、现代人类 4 个阶段。（下列树状图没有穷尽列举。）

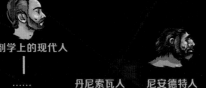

解剖学上的现代人

丹尼索瓦人　　尼安德特人

海德堡人

黑猩猩

傍人

匠人

能人

地猿

南方古猿

早期的类人猿

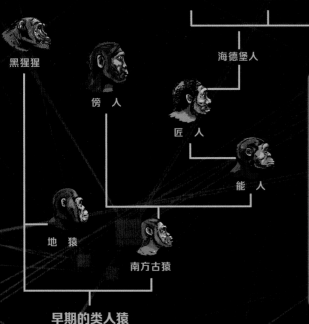

知识加油站

　　地球上最初的生命是在海洋中诞生、演化的。鱼类演化成两栖动物，两栖动物演化成爬行动物，最后再演化成鸟类与哺乳动物。因此，我们也可以说人类是从鱼类演化而来的。

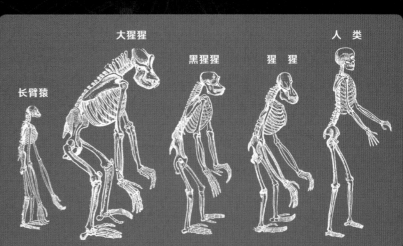

长臂猿　　大猩猩　　黑猩猩　　猩猩　　人类

我们都有共同的祖先！

爱因斯坦的脑

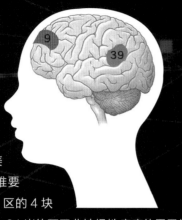

爱因斯坦的脑不大，而他又那么聪明，他的脑总有什么特别之处吧？1955 年，爱因斯坦逝世之后，医生托马斯·哈维在解剖遗体时取走了他的脑。20 世纪 80 年代，美国神经科学家戴蒙德向哈维要来其中位于第 9 区和第 39 区的 4 块脑片，并以 11 名平均年龄为 64 岁的死于非神经性疾病的男子的相应脑片作为对照。结果发现，爱因斯坦 4 块脑片的任一脑片中，神经元数与胶质细胞数的比值比一般人小，特别是左脑第 39 区，其中的胶质细胞数几乎是正常数量的 2 倍。

1999 年，加拿大脑科学家桑德拉·威特尔森发现，爱因斯坦脑两侧的外侧裂都特别短，这使他大脑的下顶叶比常人更宽。她认为，爱因斯坦脑的这个特点也许有利于该区域神经元之间的彼此联系，而视觉空间认知、数学思维和运动想象能力都强烈地依赖这个区域。爱因斯坦自己也说过，他的许多想法是直接通过形象取得的，而不是以语言为中介进行思考的结果。但由于实验组只有爱因斯坦这一个样本，其他天才的脑是否也是如此，科学家还远不能得出结论。

环境对智能的影响

20 世纪 60 年代，美国心理学家从同一窝老鼠中选取 3 只雄性大鼠，随机放到 3 种不同的环境中：第一种是那窝老鼠原来生活的笼子，笼子大小适中，食物和水充足；第二种是只能容纳一只老鼠的单间，笼子很小，除了食物和水之外一无所有，这是所谓的贫乏环境；第三种可谓老鼠的迪士尼乐园，它是在一个大笼子里，里面除了食物和水，还有玩具，这被称为丰富环境。结果发现，生活在丰富环境中的老鼠的大脑皮层明显变重、变厚，其突触比在贫乏环境中生活的老鼠的突触多 50%，但是神经元的数目却没有显著不同。这个实验说明，后天的经验会改变脑解剖和脑化学的许多方面。脑的可塑性是智能的基础，能否形成新回路，则取决于神经元是否经常活动。因此，要变聪明就得多动脑。

低智商的"天才"

许多人都听过"白痴天才"的说法，它是指一个人虽然在其他方面表现得像个白痴，在另一方面却表现出惊人的天赋。有个叫金·皮克的人，他记忆力惊人，每 8～10 秒就能读完一页书，并且烂熟于心，只用 1 小时 25 分钟就能读完 387 页的小说。4 个月后，当被问起书中的细节，他还能记得，甚至能一字不差地背诵若干段落。可他的生活自理能力很差。历史上还有不少这样的奇人，不过他们的天赋往往只表现为超人的记忆力、计算能力或艺术能力，智商却很低，甚至许多人是自闭症患者。科学家猜测，这些患者的脑部可能曾受到损伤，低智天才是脑资源重新分配的结果。

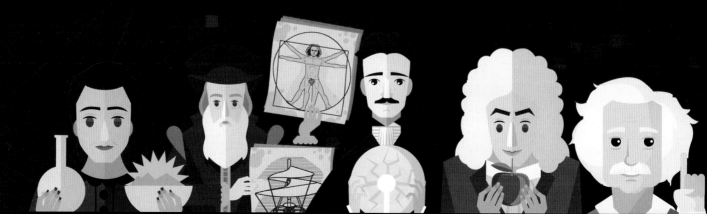

脑研究的发展历程

回顾历史，脑研究的突破既是问题驱动的，又是以知识积累和新技术的开发为前提的，而其关键则在于有人提出可以通过科学验证的新思想。只有总结过去，才能明白现在所处的位置；只有明白现在，才能规划将来。

脑功能定位假说

皮埃尔·保罗·布罗卡将一例失语症患者的病灶定位在左半球的额叶下后部，首次科学地支持了脑功能定位假说。

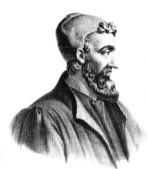

盖伦的动物实验

克劳迪乌斯·盖伦通过解剖动物推断：脑才是心智所在地，而不是心。

177 年

《人体的构造》

安德烈·维萨里出版《人体的构造》一书，首次公开了脑的解剖图。

1543 年

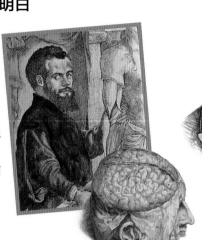

1865 年

前 460 — 前 377 年

智慧发源地

有别于亚里士多德等学者，希波克拉底指出脑是感觉的器官和智慧的发源地。

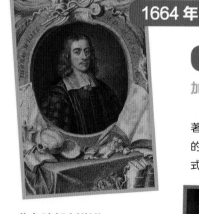

1664 年

1786 年

1872 年

加尔瓦尼电流

路易吉·加尔瓦尼通过著名的青蛙实验，发现生物的神经肌肉组织具有内在形式的电流。

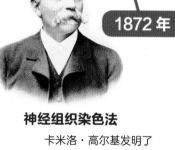

神经组织染色法

卡米洛·高尔基发明了重铬酸银神经组织染色法，使神经元的形态完整地暴露在世人面前。

《大脑解剖学》

托马斯·威利斯出版了《大脑解剖学》，首次指出大脑皮层才是心智所在地，该书一直被作为教科书沿用至18世纪末。

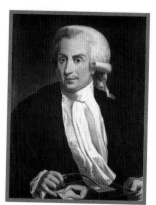

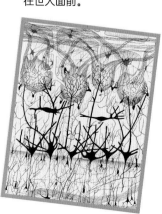

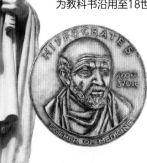

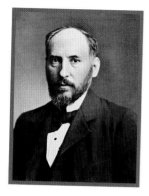

脑研究今后的路该怎么走？

2021年，上海交通大学和美国《科学》杂志联合向科学家征集了尚待解决的125个重要科学问题，其中与脑有关的问题有20个左右，包括：意识存在于何处？能否数字化地存储、操控和移植人类记忆？为什么我们需要睡眠？什么是成瘾？言语是怎样演化而成的？非人动物有多聪明？为什么大多数人都是右撇子？我们有可能预知未来吗？自闭症的病因是什么？人类的情感源于何处？人类智力是否有极限？人工智能会取代人类吗？我们可以和计算机整合为人机混合物种吗？……

神经元学说

圣地亚哥·拉蒙-卡哈尔进一步提出了每个神经细胞都是独立的，奠定了神经科学的基础。他和高尔基分享了1906年诺贝尔生理学或医学奖。

记忆的突触变化机制

埃里克·坎德尔根据对海兔缩鳃反射的研究，提出了记忆的突触变化机制。

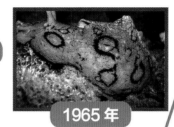

1991 年

嗅觉的分子机制

琳达·巴克和理查德·阿克塞尔发现了嗅觉的分子机制。

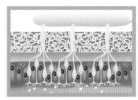

1889 年

倒立侏儒人

怀尔德·彭菲尔德等人发现了初级体觉皮层和初级运动皮层的倒立侏儒人结构。

1957 年

1965 年

1921 年

化学传递理论

奥托·勒维提出突触通过化学物质传递信息的理论。

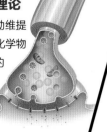

1953 年

记忆的类型

布伦达·米尔纳研究失忆症患者莫莱森，发现记忆有不同的类型，它们存储在脑的不同部位。

约 1961 年

裂脑猫实验

罗杰·斯佩里发表了他有关裂脑猫的实验研究，开启了对大脑两半球偏侧化的研究。

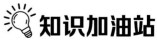

20 世纪 70 年代－21 世纪初

空间记忆的脑机制

约翰·奥基夫发现了位置细胞，爱德华·莫泽和梅-布丽特·莫泽发现了网格细胞，共同为揭开空间记忆之谜做出了贡献。

1959 年

线段朝向分辨

美国神经生理学家休伯尔和瑞典神经生物学家维泽尔发现，初级视皮层细胞对线段的朝向敏感，他们一同分享了1981年诺贝尔生理学或医学奖。

20 世纪 40 年代

行波学说

格奥尔格·冯·贝凯希提出行波学说，奠定了耳蜗力学的基础。

💡 **知识加油站**

脑科学还有许多问题有待探索。解开脑之谜需要多学科协作，还需要科学家从海量数据中提出崭新的理论。

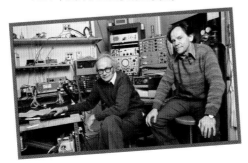

展望未来

　　脑研究是当下最前沿的科学之一，它的目的主要有三个：一是认识脑和心智的机制，也就是认识我们自己；二是解决脑疾患这一日益严重的社会问题；三是由脑机制得到启发，研发出更智能的机器。

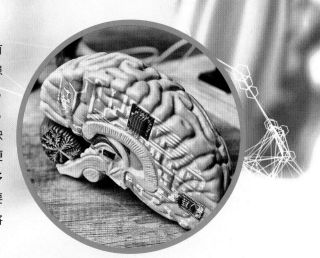

认识脑和心智

　　借助于分子生物学和生物技术的进展，在微观层次，也就是神经元及其以下的层次，我们已经有了相当深入的认识；在宏观层次，即行为和系统层次，借助于脑成像技术，我们也了解了与高级功能有关的脑区位置。而对介于微观和宏观之间的层次，如由神经元连接而成的神经回路，它的线路图是怎样的？如何根据线路图来解释其功能，我们还所知甚少。目前，在所有动物中，我们能画出其整个神经系统线路图的，是只有302个神经元的秀丽隐杆线虫。如何研究更高等动物的神经回路，以及由许多回路协同完成的更为复杂的功能，这些都可能是将来会重点研究的问题。

脑疾治疗

　　据美国神经科学会统计，85岁的老人中有40%患有阿尔茨海默病。随着病情加重，这些患者的记忆不断衰退，甚至连家人都会认不出来，生活也完全不能自理，需要人全天陪护。不幸的是，阿尔茨海默病还只是众多脑疾中的一种。听力缺陷、忧郁症、中风、癫痫、脊髓损伤、多发性硬化症、精神分裂症、帕金森病、舞蹈症……很多脑疾至今还没有有效的治疗和预防方法，更不要说搞清楚其发病的机制。治疗和预防这些疾病将长期成为脑研究需要面对的重大挑战。

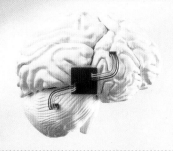

仿神经机器

　　尽管"人工脑"已成为一个热词，但是从微观到宏观各个层次，造出全面仿照人脑的人工脑，至少在可预见的未来是做不到的。比较可行的是仿照神经系统的某个局部，如神经元，做一些发明。现在有很多模仿神经元结构和功能的"神经形态芯片"，这些芯片的共同特点是输出一连串脉冲，所以它只在有脉冲发放的时候才消耗能量，大大减少了能耗。

智能机器

　　人们常常将人工智能和脑研究联系在一起，甚至有人宣称，人工智能将很快全面超越人脑，机器很可能会统治人类。当然，也有人工智能专家清醒地指出，人工智能是一顶太大的帽子，在这顶帽子下有方向截然不同的诸多领域，最好不要把人工智能的具体应用和脑研究混为一谈。当然，脑研究的成果可能会给信息工程师启发，帮助他们开发新型的智能机器，但工程技术必定无法复制脑的每一个细节。飞机是受飞鸟的启发而被发明出来的，但是完全仿照鸟飞行的扑翼机却没有任何实用价值。现代飞机只能说是"鸟启发飞行器"，而非"类鸟飞行器"。

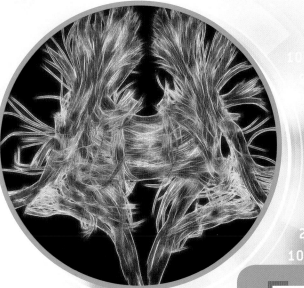

脑机接口

　　所谓脑机接口，就是为脑和外界设备直接建立联系通道。一方面利用脑信号去控制外界设备——这常常用于帮助瘫痪或断肢患者恢复部分行动能力；另一方面让外界刺激绕过感官（常常是在感官出了问题时）直接传输到脑，使患者恢复部分已丧失的感觉；还有一种方式是在脑中植入芯片，刺激脑深部以达到某种治疗目的。这些替代损伤器官与脑通信的设备常被称为神经假体，如人工耳蜗、人工视网膜、人工假肢、人工外骨骼等，有望造福残疾人。

100%
90%
80%
70%
60%
50%
40%
30%
20%
10%

奇趣AI动画

走进"中百小课堂"
开启线上学习
让知识动起来！

⊡ 扫一扫，获取精彩内容

💡 知识加油站

　　"阿尔法狗"是一款围棋人工智能程序，主要工作原理是"深度学习"。脑中不同层次的神经元多重投射，让感受野抽提的特征越来越复杂，深度学习的起源就曾受此启发。

名词解释

白质：脑和脊髓中富集的带有髓鞘的神经纤维的部分。

布罗卡区：额叶下后部的一个脑区，负责说话。

长时记忆：可以维持很长一段时间（数周、数月甚至终身）的记忆。

陈述性记忆：有关事件和知识的记忆。

初级视皮层：在枕叶皮层的后部，是视觉信息进入大脑后进行处理的第一站。又称纹状皮层、V1区。

大脑：脑的一部分，包括大脑皮层、基底神经节以及一些相关结构。

大脑皮层：大脑表面厚约2毫米的神经细胞层。人脑的大脑皮层富有褶皱，并一分为二，每个半球又进一步分成额叶、顶叶、颞叶和枕叶等。

动作电位：俗称神经脉冲。是沿轴突向下传播的形状和幅度都固定不变的神经电信号，带有神经元的输出信息。

短时记忆：只能维持约1分钟左右的记忆。

耳蜗：颞骨深部一个蜗牛壳状的结构，内部包括3个充满液体的管道（前庭阶、中阶和鼓阶），中阶底部基底膜上的柯蒂氏器上有听觉感受器细胞（毛细胞）。

感受野：对于某个神经细胞来说，当有刺激落在某个范围内的感受器上时，会改变其活动的那个范围就是该细胞的感受野。

海马：脑深部一个形似动物海马的结构，在把陈述性记忆从短时记忆转化为长时记忆中起关键作用。

灰质：脑和脊髓中富集神经元胞体和树突的区域。

基底神经节：脑深部的5个神经核团，负责发动和执行运动。

敏感化：在接受过一次强刺激之后，即使给予弱刺激也能引起强烈反应的现象。

胼胝体：脑中部一厚层神经纤维，负责大脑两半球之间的通信联络。

神经核团：脑中负责某个特定功能的一群细胞的集合体。

神经回路：神经元与神经元通过突触联系，构成复杂的信息传递和处理的通路或网络。

神经元：也就是神经细胞，负责接收、整合和传输信息。

树突：神经元胞体上发出的树枝状突起，负责接收来自其他神经元的信号。

突触：神经元与神经元之间，或者神经元与肌肉细胞之间的功能连接点，包括前一个细胞的突触前膜、后一个细胞的突触后膜，以及两个细胞之间的突触间隙。

外周神经系统：神经系统中除去中枢神经系统之外的部分。

位置细胞：当主体身处某个特定空间位置时有神经发放的海马神经元。

纹外皮层：除初级视皮层之外，枕叶皮层中所有与视觉信息处理有关的皮层区，包括V2—V8区。

习惯化：随着多次重复微弱刺激，反应越来越弱的现象。

杏仁核：脑深部靠前的一个神经核团，负责整合和协调情绪行为。

中枢神经系统：神经系统的一部分，包括脑和脊髓。

中央凹：视网膜中央负责提高空间分辨率的区域。

轴突：从神经元的胞体出发，伸向其他神经元或肌肉细胞的细长枝，它通过其上的动作电位传送神经元的输出信息。

自主神经系统：神经系统中负责调控内脏的部分。

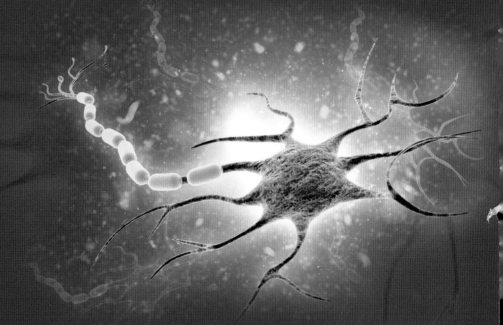

顾凡及

毕业于复旦大学数学系，复旦大学生命科学学院退休教授、博士生导师。已出版科普著作 10 本，译作 5 本，短篇 80 多篇，作品曾获 2017 年中国好书、2017 年上海市科技进步奖三等奖、2019 年上海市优秀科普图书、2022 年上海科普教育创新奖一等奖等奖项，本人也曾获 2017 年上海科普教育创新奖二等奖、2018 年上海市科技进步奖三等奖（科普人才）、上海市优秀科普作家等奖项。

图书在版编目（CIP）数据

神奇的人脑 / 顾凡及著. — 上海：少年儿童出版社, 2024.3

（中国少儿百科知识全书）

ISBN 978-7-5589-1874-2

Ⅰ.①神… Ⅱ.①顾… Ⅲ.①脑科学—少儿读物 Ⅳ.①R338.2-49

中国国家版本馆CIP数据核字（2024）第033255号

中国少儿百科知识全书

神奇的人脑

顾凡及 著

刘芳苇　雷俊文 装帧设计

责任编辑 沈　岩　策划编辑 王乃竹　左　馨
责任校对 陶立新　美术编辑 陈艳萍　技术编辑 许　辉

出版发行 上海少年儿童出版社有限公司
地址 上海市闵行区号景路159弄B座5-6层　邮编 201101
印刷 深圳市星嘉艺纸艺有限公司
开本 889×1194　1/16　印张 3.75　字数 50千字
2024年3月第1版　2024年3月第1次印刷
ISBN 978-7-5589-1874-2/N・1274
定价 35.00 元